Esquizofrenia
Un Manual para la Recuperación Total

Milt Greek

Esquizofrenia: Un Manual para la Recuperación Total

By Milt Greek

A translation of *Schizophrenia: A Blueprint for Recovery, 2012 Revised Edition* By Milt Greek. Copyright 2008, 2011, 2012 by Milt Greek

The author thanks Paul Komarek for his assistance in preparing this work for publication.

IMPORTANT DISCLAIMER

This book is intended for general educational purposes only. It does not substitute for individual medical advice from your doctor. Please consult your doctor for advice on your individual situation.

AGRADECIMIENTOS

El autor le agradece sinceramente a Beatriz E. Beltrán y sus sobrinas Patricia y María Fernanda, su trabajo generoso y de gran valor para completar esta traducción. También le agradece a Anne Uribe Walker, quien repasó y editó bondadosamente la traducción en preparación para la publicación.

El autor desea expresar su apreciación a Jonathan Story por haber permitido que su arte se utilizara en este manual.

AVISO LEGAL IMPORTANTE

Este libro está destinado a fines educativos generales solamente. No sustituye al consejo médico de su doctor. Por favor consulte a su médico para obtener consejos sobre su situación individual.

TABLA DE CONTENIDOS

Esquizofrenia
Un Manual para la Recuperación Total

Presentación del Traductor

El día en que leí en el New York Times el artículo sobre Milt Greek y su libro "Esquizofrenia, un Manual para la Recuperacion Total", me llené de esperanza, ya que el autor ha sufrido ésta enfermedad él mismo. Me comuniqué con él y amablemente me dio su autorización para hacer la traducción al español.

La primera página me cambió totalmente mi perspectiva sobre la enfermedad de mi hermano. "...la esquizofrenia es como estar las 24 horas del día en un viaje de L.S.D."

Nunca he tomado éste ácido, sin embargo, me hizo pensar que debe tratarse de un estado sumamente alterado de conciencia y me inundó la compasión por todos quienes sufren de alguna enfermedad mental.

Estoy segura de que quien lea este libro, agradecerá a Milt profundamente el respeto, la comprensión y el amor que tiene por sí mismo y por quienes como él, han sufrido los tormentos de ésta enfermedad.

El libro ayudará a quienes necesitamos desesperadamente comprender las raíces de la enfermedad, las etapas críticas, la conducta del enfermo y sobre todo será un manual de acciones individuales y conjuntas de familiares y médicos para llevar a cabo metódicamente con el propósito de aligerar el peso que llevamos quienes sufrimos o estamos cerca de una persona con esquizofrenia.

Le doy las gracias a Patricia y María Fernanda, mis sobrinas, por la traducción de los nuevos capítulos de éste libro.

A Milt le agradezco de corazón, el trabajo que se ha tomado en hacer llegar a nuestras manos una esperanza real y práctica en las vidas de quienes lo necesitamos.

— Beatriz E. Beltran

PRÓLOGO

Durante mis primeros años en la universidad se me hizo más y más difícil la vida. A menudo que los problemas aumentaban y mi vida empeoraba, desarrollé conocimientos profundos acerca de mi vida y mis problemas pero estos conocimientos de por sí no me encarrilaron la vida. Cuando las crisis vinieron seguidas, mis padres buscaron atención médica para mí. Al principio cooperé con ésta pero luego me volví hostil contra ella porque el establecimiento médico me encerraba en institutos psiquiátricos y pasaron por alto mis perspicacias e inquietudes.

Después de una serie de coincidencias y con la ayuda de amigos, llegué a la conclusión sorprendente de que sufría de esquizofrenia, como lo decían los médicos, y tenía que tomar medicamentos para controlar mi vida. Después de aceptar el diagnóstico, me estabilicé en medicamentos pero caí en una depresión profunda, durmiendo catorce horas por día durante los siguientes dos años. A pesar de este problema, pude terminar carreras en psicología y en sociología.

Como no pude hallar trabajo en mis especializaciones, me reentrené en programación de computadores. A pesar de la depresión continua, me salí del sistema de ayuda social y trabajé sin seguro médico por cinco años. Finalmente conseguí la experiencia suficiente para recibir seguro médico en mi trabajo y estabilizar mi vida económicamente. Por fin regresé al pueblo donde había asistido a la universidad y conocí a la mujer que hoy en día es mi esposa.

Con la ayuda de mi esposa comencé a repasar los temas y los delirios que habían sido parte de mi enfermedad mental. Al mismo tiempo trabajé como voluntario para ayudar a varias personas que se encontraban en la fase sicótica de la enfermedad y forme un grupo de autoayuda de personas con esquizofrenia. Durante estos años se acabó mi depresión y gané conocimientos acerca de la naturaleza de esquizofrenia. El resultado de este proceso es un plan para la recuperación que se describe en esta guía. Comenzando con la explicación de la formación del marco delirante y sugerencias de maneras de trabajar con individuos en plena sicósis, el plan plantea los pasos para mover a las personas del entorpecimiento que surge después del delirio al auto entendimiento y la reintegración con la vertiente de la sociedad. A pesar de la brevedad de este guía, el plan describe un proceso que tomó más de diez años de mi vida. Este marco de tiempo puede ser más corto o más largo según el individuo.

El propósito del contenido de este libro es de proveer a las personas con esquizofrenia, los miembros de su familia, y los trabajadores de salud mental los conocimientos de maneras de transformar una situación aparentemente sin esperanza a una de fuerza recobrada y vitalidad. Su valor se encuentra no en interpretaciones dogmáticas sino en aplicar el material tal como le sea mejor en cada caso individual. Aquellos aspectos de este libro que sean útiles en algunos casos pueden ser menos útiles en otros. Ponerle atención cuidadosa a lo que tiene éxito para un individuo en particular es la clave para trabajar con una persona sicótica. El grado en que este guía provea la base de conocimiento de casos individuales será el grado de su éxito. Espero sinceramente que le ayude y dé consuelo a usted y su situación personal.

— Milt Greek

INTRODUCCIÓN A LA VERSIÓN REVISADA 2012

Desde que comencé a escribir este manual en el 2006 y 2007 he querido agregar más material. Algunos de estos materiales adicionales fueron incluidos en las grabaciones de DVD del 2009 detallándose en siete pláticas. Mientras que esperaba completar estas adiciones en el 2010, nuevo trabajo voluntario ha surgido, limitando el tiempo que tuve para dedicar a esta revisión. En el 2011 dediqué un tiempo para presentar y/o atender a cinco conferencias sobre esquizofrenia y recuperación. También llevé a cabo una encuesta piloto con diez personas que estaban en un estado de post-psicosis. Estas actividades me dieron un sentido más completo del rol de este material en una comunidad más grande y pulieron mis propias percepciones de la esquizofrenia y su recuperación.

Las revisiones contenidas en este trabajo son meramente mejoras en el entendimiento de la psicosis y una discusión sobre el medicamento y las alternativas a él. El material adicional sobre la psicosis se encuentra en el capítulo uno y los apéndices B y C.

Actualmente existe un acalorado debate sobre medicar o no medicar y fuertes sentimientos en ambos lados sobre su uso o no uso. Algunos médicos están comprometidos con el uso del medicamento; otros están comprometidos con no utilizarlo. Las actualizaciones en el medicamento son intentos de hacer que los métodos en este manual sean de uso para ambos grupos.

El propósito de este manual es el de proveer una serie de componentes que pueden ser utilizados independientemente el uno del otro. Por lo cual, he escrito este manual para permitir a los lectores que utilicen lo que les sirve en su específica situación y para que ignoren lo que no es efectivo. Es importante reconocer a cada persona y su entorno como único y aplicar estos componentes como mejor se adapten a esa situación única. En la medida en que este manual provee una variedad de medios para lograrlo será exitoso.

— Milt Greek, 2012

CAPITULO UNO: EN LA CONSTRUCCIÓN DE LA SICOSIS ESQUIZOFRÉNICA

Este capítulo explica como la sicosis se construye lentamente, las experiencias que dan a las personas con esquizofrenia la fuerte creencia en nuestros delirios, y la realidad subyacente que las personas con esquizofrenia percibimos. Esta explicación le ayudará al lector a entender porque nos aferramos activamente a los delirios y lo que nuestra actitud y comportamiento buscan lograr. Servirá como base para el próximo capítulo, que detalla enfoques para trabajar con la persona sicótica y cómo moverla hacia una aceptación de su diagnóstico y a un compromiso de tomar el medicamento.

El pensamiento esquizofrénico tiene un número de elementos básicos que afectan la formación de la sicosis. Con el tiempo, los elementos van creando gradualmente un marco delirante que generalmente está en su lugar cuando los problemas de las personas son percibidos por la familia y por los trabajadores de salud mental. Este marco de delirios plantea uno de los problemas más difíciles cuando se trata de trabajar con personas sicóticas y persuadirlas a aceptar su diagnóstico y tomar su medicamento.

Desbalance Químico (Como un Continuo Viaje de LSD)

Para entender cómo la esquizofrenia afecta la percepción es importante empezar reconociendo que la esquizofrenia crea una situación donde experimentamos alucinaciones, voces y otros efectos como un constante viaje de Ácido Lisérgico. La experiencia es como si alguien nos diera involuntariamente una dosis de ácido (LSD) todos los días por el resto de nuestras vidas. Como resultado, las alucinaciones y el pensamiento extraño se convierten gradualmente en una parte constante de nuestra vida. Tenemos experiencias raras que se incrementan en frecuencia e intensidad y comenzamos a desarrollar ideas acerca del mundo a nuestro alrededor y acerca de nuestras propias vidas basándonos en esas experiencias.

Las reglas básicas de percepción que hemos conocido anteriores al desarrollo de la esquizofrenia se pierden y en su lugar desarrollamos nuevas maneras de pensamiento que reflejan nuestra nueva realidad alucinatoria. Argumentar que deberíamos de regresar a nuestras viejas reglas de percepción es una práctica común e inútil ya que las nuevas reglas que aplicamos encajan en nuestras experiencias diarias.

Pérdida de la Noción de la Permanencia de los Objetos y el Flujo de las Realidades

La noción de la permanencia de los objetos es un nombre sicológico para nuestras creencias que los objetos existen después de que hayan desaparecido de nuestra vista. Esto lo describió el sicólogo francés especialista en niños Jean Piaget, quien se dio cuenta de que los bebés se olvidaban de las pelotas y otros objetos con los que estaban jugando una vez que los objetos desaparecían de su campo de visión. Piaget notó que, después de alcanzar cierta edad, los niños comenzaban a buscar el juguete que ya no estaba a su alcance, indicando que los niños sabían que ese objeto todavía existía.

Durante la sicosis, perdemos la noción de la permanencia de los objetos. Las alucinaciones y otros aspectos de nuestras experiencias indican que los objetos realmente emergen y se desvanecen constantemente. A menudo, esto puede ocurrir en tan solo unos momentos. Como resultado, llegamos a creer que las cosas y las personas aparecen y desaparecen por razones místicas. Por ejemplo, si yo voy a la tienda y me encuentro con un amigo en el camino yo creo que la coincidencia de ver a mi amigo está conectada muy cercanamente a un propósito más alto que cumple las expectativas de mi visita a la tienda. Además del propósito mundano de mi visita a la tienda yo podría estar intentando cambiar la realidad a través de un ritual que involucra dinero y compras y vería a mi amigo como alguien cuya presencia indica su rol central en este ritual.

En lugar de la permanencia de los objetos, desarrollamos la creencia de que estamos centrados en el flujo de múltiples realidades y futuros potenciales a los que podemos entrar en cualquier momento. En la vida normal las opciones como en qué comunidad vivir, en qué trabajar, para quién trabajar y a quién tener como conyugue crean cambios a largo plazo en nuestro destino. Para una persona con esquizofrenia, la posibilidad de entrar en varios futuros es inmediata y puede ser causada por cualquier evento menor u opción, como con quien hablar o qué revista leer. Esta urgencia espejea la experiencia alucinatoria donde eventos menores pueden desencadenar episodios mayores de alucinación que parecen indicar un cambio masivo de la realidad.

Como hemos perdido la noción de la permanencia de los objetos perdemos el concepto de límites en tiempo y espacio. Lugares, eventos y seres que pensamos que existen afuera de nuestra realidad mundana- tales como cielo, infierno, embeleso místico, ángeles, dioses y demonios- pueden entrar en esta realidad terrestre y podemos ser llevados a su realidad en cualquier momento. En lugar de la realidad física y estática que asume el individuo normal, el esquizofrénico vive en un lugar donde, en cuestión de segundos, pequeños pensamientos o acciones pueden producir el cielo en la tierra eterno para todos o el fin del mundo y enviar a toda la creación a las profundidades del infierno. Es con este fondo dramático que las personas con esquizofrenia ven los eventos cotidianos.

Realidades Múltiples vs. Separación de la Realidad

La Sicosis se define comúnmente como la separación de la realidad, pero es mucho más preciso verla como una conciencia que cree que hay realidades múltiples, además de la realidad de consenso comúnmente percibida. La creencia de la persona en realidades múltiples también percibe que las realidades adicionales tienen más importancia que la realidad de consenso. Gran parte de nuestra incapacidad para hacer frente a la realidad cotidiana viene de nuestra necesidad de actuar en la creencia de que estas realidades más significativas tienen prioridad sobre la realidad que todos percibimos.

Un ejemplo de este pensamiento sería que sepamos que estamos en un hospital psiquiátrico, pero podemos creer que estamos al mismo tiempo en un reino sobrenatural espiritual y algunas de las personas y las cosas en el hospital son en realidad del reino espiritual y están en la Tierra con una misión especial para transformarnos y a los demás de alguna manera. Nos centraremos en la transformación espiritual que creemos que está ocurriendo y vamos a responder a los eventos de acuerdo a nuestra opinión de que esta transformación espiritual es de suma importancia. Ya sea que creamos que los espíritus/ personas que nos rodean son benévolos o malévolos depende de otros delirios y de cómo el personal del hospital y los pacientes parecen ayudar u obstaculizar nuestra búsqueda espiritual.

Experiencia de Grupo vs. Experiencia Unica en la Definición de la Realidad

El centro de nuestras nuevas percepciones de la realidad es una pérdida de las definiciones comúnmente aceptadas de la realidad de los grupos y la sustitución de esta fuente de "verdad" con un enfoque en experiencias únicas individuales que definen la realidad. En la cultura humana normal, la mayoría de las personas definen la realidad a través de un conjunto disperso de las creencias del grupo que reflejan su mundo personal. Por ejemplo, la gente en algunas partes de los Estados Unidos puede tener el consenso de que la Biblia es la fuente de la verdad sobre el mundo espiritual y la historia del mundo, pero pueden estar en desacuerdo sobre cuáles libros y capítulos de la Biblia son los más importantes en la orientación de nuestra vida en la actualidad. Por otro lado, la gente en otras partes de los Estados Unidos puede creer que la teoría de Darwin de la evolución y los estudios históricos, arqueológicos, y antropológicos son el determinante de los conocimientos sobre estas cosas y tienen creencias comunes sobre el mundo espiritual (o falta de él) y la historia del mundo proveniente de estas fuentes. Los individuos dentro de estas dos subculturas en general definirán la realidad de acuerdo con el consenso del grupo a su alrededor y cuando los miembros de una subcultura entran en contacto con los miembros de la otra subcultura hay a menudo conflictos e incredulidad sobre lo poco que sabe el otro acerca de "la verdad".

Dentro de las percepciones alucinatorias los eventos que pueden parecer verdaderamente reales y de suma importancia universales- tales como presagios del fin del mundo o revelaciones de cambios potencialmente maravillosos para el mundo- que parecen ser dados a nosotros por medio de epifanías. Estos eventos a menudo están simbólicamente conectados a nuestra naturaleza emocional interior y parecen estar relacionados a nuestras historias de vida real. Creemos que se nos está mostrando una realidad misteriosa y global que subyace en la realidad ordinaria. Somos muy conscientes de que si no hubiéramos tenido estas experiencias únicas, no creeríamos como lo hacemos, sin embargo, percibimos estas experiencias como hechos reales de gran importancia.

En concordancia con estas experiencias, desarrollamos una creencia muy fuerte de que la revelación individual, en vez del consenso del grupo, es la clave para descubrir el verdadero conocimiento. Como se explica en el Apéndice B sobre los delirios comunes experimentados por un pequeño grupo de hombres post-psicóticos, a menudo llegamos a creer que la mayoría de la gente está en un estado de adormecimiento e ignorancia, sufriendo de una especie de control espiritual de la mente que ciega a las personas comunes a las epifanías que son tan obvias para nosotros. Como resultado de ello, cuando decimos cosas como hemos conocido a Dios o existen ángeles, demonios, extraterrestres, o entidades similares presentes en el planeta, estamos basando esta creencia en la percepción de los acontecimientos reales o alucinaciones. Cuando la gente responde que esto no es posible, casi siempre sentimos que "Ustedes no estaban allí, así que ¿cómo lo saben?" Si bien es frustrante para el equipo de tratamiento, esta actitud desafiante es en realidad una declaración de un axioma empírico sólido y no debe ser rechazada. Cuando las personas que nos rodean nos dicen que estas cosas no suceden, a pesar de que no estaban presentes cuando fuimos testigos, nos conduce a la compañía de aquellos que creen en tales eventos y lejos del equipo de tratamiento. (Formas de manejar este dilema se discuten en el Capítulo II.)

Sincronía y Confusión

Las personas con esquizofrenia desarrollan pensamientos basados en la sincronía, un término acuñado por el sicoanalista Carl Jung para describir los pensamientos conectados con eventos que suceden en el exterior. Un ejemplo de la sincronía son los sueños proféticos.

Las personas observan muy seguido la sincronía en las primeras etapas de su enfermedad y les intrigan las posibilidades espirituales y prácticas que plantean. Nosotros creemos que las sincronías indican la posibilidad para la mente de influir en el mundo mágicamente y muchas veces buscamos hacer cosas que incrementen esta sincronía en nuestras vidas. Empezamos a ver conexiones –reales o imaginarias- detrás de estos eventos. Los eventos reales de sincronía proporcionan fuerza a una visión del mundo mística o religiosa que se convierte en la base de nuestra nueva forma de pensar.

Empezamos a buscar las estructuras religiosas o simbólicas que están detrás de los eventos del mundo. Estas estructuras simbólicas son como esas teorías de Jung sobre sus estudios de símbolos entre las culturas. Nuestra búsqueda para descubrir el conocimiento místico acaba por afectarse a través de nuestra confusión interna. Nuestras emociones internas se proyectan poéticamente sobre de los símbolos que desarrollamos y hacemos del sistema simbólico un sistema profundamente personal en lugar de aquél que se aplica a la humanidad y al universo. Los sentimientos subyacentes indicados por el delirio pueden proveer una penetración dentro de la confusión interna y las cuestiones escondidas a través del comportamiento y la comunicación confusas que son el sello de las personas sicóticas. Por ejemplo, las personas que se hacen daño a sí mismas o las que creen que están condenadas por Dios por lo general están luchando con un dilema moral en su vida real.

Llegamos a pensar que el sistema religioso-simbólico que creemos que estamos descubriendo puede usarse ritual o mágicamente para crear milagros, tanto para nosotros como para el mundo en su totalidad. Tratamos de manipular estos símbolos a través de acciones rituales o simbólicas, con la esperanza de encontrar una solución mágica a nuestros problemas y a los problemas del mundo. Con la visión del mundo de que el cielo o el infierno pueden ocurrir en cualquier momento, buscamos medios mágicos para traer el cielo a la tierra. Esta búsqueda a menudo se traduce en un comportamiento raro que incluye la decoración de nuestros cuartos y casas de manera poco convencionales, pequeñas peculiaridades de comportamiento, frases repetidas o expresiones que parecen no tener significado para los demás y algunas veces intentos dramáticos de producir ritualmente un mundo milagrosamente mejor.

Intuiciones Precisas durante Alucinaciones y Sicosis

Uno de los aspectos de mayor validación de la Sicosis de las personas que la sufren es el fenómeno común de las intuiciones precisas durante la Sicosis, incluso como parte de un episodio alucinatorio. Estas intuiciones precisas a menudo proporcionan revelaciones é incluso orientación a la persona, por lo que nosotros creemos fervientemente que las experiencias de la Sicosis son significativas. Las intuiciones precisas nos dan la convicción de que estamos tomando conciencia de un mundo espiritual subyacente que une a toda la vida, y el descubrimiento de este mundo espiritual se convierte en parte de nuestras metas personales durante la sicosis.

En una reciente encuesta que llevé a cabo de diez personas post-psicóticas pregunté a los individuos acerca de sus experiencias con los eventos que apoyan su creencia en sus delirios, incluyendo las intuiciones precisas. (Al momento las encuestas están siendo revisadas por evaluadores objetivos), pero mi estimación es que al menos cuatro de las diez personas informaron de momentos de intuiciones precisas durante la Sicosis. En un caso, una mujer reportó estar a caballo y ver a un hombre en largas túnicas montar un caballo. A partir de esto a la mujer tenía la sensación de que ella debía regresar a su casa y poco después comenzó una tormenta y como montar a caballo durante la tormenta podría haber sido peligroso, la mujer consideró el evento como útil. En otro caso, un hombre expuso repetidas intuiciones precisas, incluyendo la predicción a sus consejeros de que su esposa tendría un accidente automovilístico. La esposa de hecho tuvo un accidente automovilístico pero en lugar de reconocer la validez de la experiencia del hombre, el terapeuta reportó al hombre a la policía de que posiblemente estaba tratando de hacerle daño a su esposa.

Intuiciones precisas plantean algunos de los fenómenos más difíciles de explicar para la mentalidad de muchos consejeros normales. Es fundamental entender que los hechos son en realidad comunes durante la Sicosis. El intento de argumentar que estas experiencias no son válidas no sólo es contraproducente, es una falta de comprensión de la complejidad de la experiencia psicótica y devalúa a la persona que la está experimentando. En lugar de tratar de descartar hechos reales con un enfoque de mente cerrada a experiencias de la vida, es más importante reconocer la validez de las experiencias y trabajar para ayudar a la persona a distinguir entre hechos reales y saltar a conclusiones falsas sobre la base de estos eventos. (Una vez más, el capítulo dos describe los medios para lograr esto.)

Visiones de Futuros Probables, Interferencia Estática y Confusión

Durante la sicosis las personas experimentan alucinaciones que varían desde episodios pequeños, como la apariencia de los ojos de una persona, hasta mayores, en los que la realidad parece ser fluida. Algunas alucinaciones no tienen cualidades inusuales y se mezclan con la realidad ordinaria. Estas alucinaciones solo las reconocemos después de preguntarles a otras personas presentes durante la alucinación si vieron las mismas cosas.

Las alucinaciones pueden parecer sin sentido para los demás pero algunas alucinaciones son realmente imágenes intuitivas de posibles realidades futuras. Un pequeño ejemplo de esto ocurrió durante mi sicosis, cuando estaba por entrar a un cuarto en el que sabía que había otro hombre, pero escuché su voz que me decía "déjame abrirte la puerta". Estuve parado en la puerta esperando por algunos momentos, después de los cuales el hombre abrió la puerta y se salió del cuarto. No había ventanas en la puerta o en el cuarto por lo que yo no tenía una idea visual de que él estaba a punto de salir por la puerta.

Un ejemplo más poderoso de la cualidad visionaria de algunas alucinaciones la describo en el apéndice en la serie de alucinaciones que tuve involucrando a Dios, Jesús, el cielo y el infierno. Esas alucinaciones, igual que otras que tuve durante la sicosis ejemplifican los poderosos aspectos intuitivos y simbólicos que hacen muchas alucinaciones profunda y personalmente significativas.

Mezcladas con las alucinaciones simbólicas y visionarias, existen alucinaciones que se califican como interferencias estáticas. Estas pueden ser voces, sonidos y experiencias miedosas al azar que parecen indicar un evento real o inminente. Debido a las intuiciones precisas ocasionales que experimentamos, tendemos a creer que todas nuestras experiencias inusuales son reales y significativas. En estos casos creemos que se nos está mostrando un aspecto más profundo de la realidad y tendremos experiencias precisas e intuitivas como prueba de que las alucinaciones son importantes y significativas.

Las personas con esquizofrenia combinan el descubrimiento de la sincronía con las visiones de futuros probables en un intento de manifestar ritualmente la mejor realidad imaginable. A través de la combinación de sincronía, magia, experiencias religiosas y rituales ad-hoc, acciones simbólicas y otras formas de acciones mágicas, las personas perseguirán el mejor futuro probable que sus alucinaciones y delirios les indican. En algunos casos esto involucra sueños fantasiosos de llegar a la puerta del reino celestial; en otros esto involucra intentos desesperados, violentos y autodestructivos para salvarnos de una catástrofe mundial.

Voces y Diálogos

La mayoría de las personas tienen una sola voz en su mente a la cual identifican como propia. Durante la esquizofrenia la voz central de nuestra mente se rompe y se reemplaza por una cacofonía de varias voces, similar a la experiencia que algunas personas tienen algunas veces cuando se están quedando dormidos y diferentes voces parecen tener conversaciones independientemente de su propia voz.

La voz central actúa no solamente como una sola fuente de pensamiento, pero más bien como un sensor para cualquier pensamiento que nos disgusta profundamente. Cuando se rompe, las otras voces a menudo expresan pensamientos angustiosos u horribles que nunca pensaríamos que fueran nuestros. Por ejemplo, un amigo esquizofrénico que estaba estridentemente en contra del racismo tuvo una voz racista en su propia mente. Durante su sicosis una de sus grandes preocupaciones era esta voz racista, así como la posibilidad de que él mismo fuera racista. Esto le sucedió a pesar de que de hecho tiene amigos de diferentes razas.

Es mi suposición que las voces que experimentamos tienen sus bases en diálogos entre nosotros mismos, nuestra familia, y miembros de nuestra comunidad. Desarrollamos impresiones muy poderosas de cómo esas personas a nuestro alrededor piensan y tienen puntos de vista que nos moldean inconscientemente. Nuestra voz central se desarrolla en respuesta a esos diálogos y nuestros pensamientos son de hecho nuestra respuesta a otros alrededor de nosotros. En sicología social, este punto de vista se resume en los trabajos de George Herbert Mead y su teoría del yo-me.

Cuando nuestra voz central se fragmenta las impresiones que quedan en aquellos cercanos a nosotros se convierten en voces autónomas, hablando independiente y caóticamente. Las voces pueden ser demasiado estruendosas dentro de nuestra mente, o algunas veces las escuchamos afuera de nuestra cabeza. Mezcladas con estas voces existen alucinaciones de intuición certera como se mencionó anteriormente. Una vez que las voces se vuelven independientes, desarrollan naturalezas aparentemente sobrehumanas, convirtiéndose en voces de ángeles, demonios, Dioses, Diosas, y otros espíritus. Se vuelven muy difíciles de resistir.

Como es común dentro de las familias y de las comunidades, las personas con esquizofrenia muchas veces crecen dentro de situaciones donde existe un gran número de personas con gran fuerza de voluntad quienes nunca están de acuerdo los unos con los otros. Las impresiones recibidas por personas normales al crecer usualmente contienen contradicciones y conflictos sobre cual punto de vista de la realidad es el verdadero y deberá de acatarse. De la misma manera, las voces que experimentamos en le esquizofrenia representan básicas contradicciones en los sentimientos de la familia y nuestra comunidad. Sin embargo, en la aparente forma de voces sobre humanas las contradicciones con las que los esquizofrénicos crecimos se convierten en otra capa de paisaje dramático y aterrador en el cual somos desgarrados entre voces contradictorias que alternan nuestra condena y nuestra aprobación.

Para los observadores tener información acerca de la familia y de la comunidad en la cual la persona creció puede dar luz a las conexiones entre las voces que escuchó en la niñez y las voces que experimentaron como sobrenaturales durante la sicosis. El entender los dramas de estas contradicciones de la vida real e imaginándolas como si fueran actuadas de una forma extremadamente exagerada y abrumadora en las voces sobrenaturales puede dar luz para entender el mundo interno sicótico.

Doble Vínculos de la Realidad

Las personas generalmente están dentro de un vínculo doble en el mundo real alrededor de ellos. Estos vínculos dobles pueden ser personales y universales, muy a menudo tienen una dimensión moral, y también son parte de las contradicciones dentro de los puntos de vista y los valores que existan dentro de las familias y las comunidades alrededor de esta persona. En el caso de la persona esquizofrénica con la voz racista, tenía tanto a una persona racista como a una antirracista dentro de su comunidad y de su familia y se sintió abrumado por sus privilegios como persona blanca. Su enfermedad le provocó una voz racista y ansiedad alrededor de las personas de otras razas pero se sentía obligado a ser amigo de una diversidad de personas y luchaba exitosamente para hacerse amigo de personas de distintas razas. Como se mencionó antes, una de sus grandes preocupaciones era la resolución del doble vínculo entre el racismo, el antirracismo y sus privilegios como persona blanca.

Los dobles vínculos crean presiones y exigencias conflictivas. Resolver estos dobles vínculos muchas veces se convierte en una obsesión a pesar de que muchas veces estas contradicciones son demasiado grandes para ser resueltas por una simple persona sana o enferma. Incapaz de resolver estos conflictos a través de acciones mundanas y experimentando alucinaciones y delirios que expresan simbólicamente el conflicto emocional, las personas con esquizofrenia buscarán soluciones mágicas para problemas reales de la vida. Por ejemplo, las personas a las que les interesan las crisis ecológicas en el mundo real buscarán maneras para controlar el clima y dar marcha atrás al calentamiento global a través de la magia. También encontraran soluciones difíciles y poco prácticas a los problemas, por ejemplo decidir no manejar o no usar coches, camiones u otros vehículos que aceleren el calentamiento global.

Expresiones Poéticas de la Realidad

Los sentimientos de las personas esquizofrénicas acerca de la realidad los expresan poéticamente tanto en los pensamientos normales como en las alucinaciones. Estas expresiones poéticas de la realidad que aparecen en forma de alucinaciones son percibidas como eventos reales, los cuales confirman los sentimientos más profundos acerca de la realidad.

Una vez que estas ideas simbólicas parecen manifestarse como realidad concreta toman vida por si mismas. En lugar de tratar a las alucinaciones como visiones simbólicas de sentimientos personales muy profundos, la persona mal interpreta las alucinaciones como realidad con implicaciones universales. La persona entonces responde a los eventos como si estos eventos simbólicos fueran reales e intenta resolver los dilemas que se crean con actos salvajes o extremos.

Por ejemplo, durante la sicosis yo tuve alucinaciones, descritas en el anexo, durante las que conocí a Jesús. La experiencia fue una expresión simbólica de decisiones en la vida real que me enfrentaban entre seguir caminos positivos o negativos que tuvieron origen tanto en mi familia como en mi comunidad y que tienen implicaciones universales en la actualidad. Yo respondí a esta experiencia simbólica creyendo que había sido condenado por Dios al infierno y que el emebeleso místico comenzaba de una forma sutil y expansiva. Es por eso que comencé a actuar de manera muy extraña, como una persona normal lo haría si el emebeleso místico realmente se estuviera desarrollando frente a sus ojos.

Alucinaciones y Falsas Percepciones.

Como se señaló en el ejemplo anterior, las alucinaciones crean percepciones falsas que parecen estar basadas en la realidad concreta. Muchas alucinaciones se mezclan con la realidad sin problema alguno o expresan simbólicamente la más profunda realidad de las personas con esquizofrenia. Como tal, las alucinaciones se conectan en un nivel inmensamente personal y real, y parecen confirmar lo que ellos sienten acerca de ellos

---

mismos, su realidad y el reto que enfrentan tanto ellos como el mundo. Como las alucinaciones son frecuentemente las expresiones intuitivas y poéticas de problemas reales que las personas no pueden expresar clara o directamente, muchas veces se valoran como experiencias que confirman su identidad en medio de las contradicciones, vínculos dobles y crisis.

Si las personas con esquizofrenia vieran las alucinaciones como expresiones simbólicas de su realidad personal y como obras de ficción destinadas a ser ponderadas para su significado personal, el proceso de recuperación sería mucho más fácil y ayudaría con la mejoría de las contradicciones y vínculos dobles dentro y alrededor de la persona. Sin embargo, las alucinaciones parecen ser reales y crean percepciones falsas que aumentan los problemas en torno a la persona.

Las alucinaciones, voces y otras fuentes de confusión crean un marco delirante con el tiempo. Estas experiencias constituyen una base concreta para los delirios y hacen a los eventos simbólicos más reales que los problemas que estos símbolos representan. Como resultado, los problemas de la vida real se mezclan caóticamente con las creencias simbólicas y delirantes, sumergiendo los problemas originales debajo de los delirios simbólicos que la persona desarrolla alrededor de ellos.

Proyección de Símbolos Significativos a Delirios

Una fuente central de confusión para la persona, es que a menudo existe una proyección de símbolos de los sentimientos más profundos de la persona en sus alucinaciones y delirios. Dado que las experiencias de las alucinaciones parecen ser hechos reales, la persona a menudo toma estos símbolos de forma literal y considera que los hechos tienen implicaciones universales, en lugar de personales. Eventos simbólicos personales tales como los relacionados con deidades, ángeles, demonios o alienígenas se toman como hechos reales y creencias sumamente delirantes surgen de éstas experiencias.

Las creencias delirantes son resultado de una mala interpretación de los hechos. Los hechos alucinantes que tienen algún significado pueden ser tomados como metáforas de vida y del mundo, tomada como un todo para ser decodificada y entendida dentro de ese marco. En el estado psicótico, sin embargo, la interpretación literal de los acontecimientos lleva a la persona a adoptar por completo los mensajes simbólicos como reales. En un ejemplo del Apéndice A, donde relato una serie de alucinaciones que implican a Dios y a Jesús, confundí una experiencia simbólica como evento literal, la cual me llevó a la conclusión de que Jesús estaba de regreso en la Tierra y el Arrebatamiento de la Iglesia se estaba desplegando lentamente ante mis ojos. Es esta grandiosa generalización que marca el marco delirante y causa una enorme cantidad de estrés para la persona que experimenta la Sicosis.

La Construcción Gradual de un Marco Delirante

Las experiencias de una persona con esquizofrenia crean una estructura compleja y delirante que se construye paso a paso a través del tiempo. Esta estructura es el resultado de una continua historia personal en los meses y años anteriores al diagnóstico. Esta estructura delirante está basada en experiencias de la vida real, vínculos dobles y problemas de la vida real y una intuición acertada. Como resultado, la persona creerá fuertemente en esta estructura delirante.

Cuando el comportamiento de la persona llega a ser claramente disfuncional, la estructura delirante controlará en mayor parte las percepciones de la persona. Aquellos que lleguen a la vida de esta persona serán vistos desde la perspectiva de esta estructura. Los esquizofrénicos desarrollarán delirios acerca de las personas que conocerán, asignándoles un lugar en su sistema de símbolos dramático y personal. La estructura tomará vida propia, explicando los eventos y confirmando los delirios a través de varios eventos concretos.

Ser una Esponja Emocional

Las personas con enfermedades mentales absorben las emociones de los demás. Las reacciones emocionales en las personas con esquizofrenia muchas veces serán más fuertes que en la persona que originalmente tuvo ese sentimiento. Por ejemplo, una persona con esquizofrenia puede estar expuesta a alguien que está enojado por la política. Después de pasar un determinado periodo de tiempo junto a la persona que está molesta, el esquizofrénico se enojará mucho. Sin embargo, como la emoción se interpreta a través de un marco delirante, la persona se podrá enojar por cosas que no parecen estar relacionadas con la discusión o llevará su coraje a un nivel personal a través de acciones autodestructivas, o llevará a cabo un ritual simbólico para mágicamente resolver un problema delirante que evoque esta molesta emoción.

Las emociones negativas que la persona absorbe frecuentemente se convierten en problemas simbólicos que no parecen estar relacionados con la fuente original del enojo. La persona entonces tratará de solucionar los problemas simbólicos a través de rituales mágicos. En algunos casos, las otras personas no se darán cuenta de estos actos, como cuando yo respondí a la tensión familiar poniendo secretamente boca abajo algunos libros porque pensé que era una forma de revertir mágicamente la energía negativa. En otros casos estar expuesto a emociones negativas llevará a la persona a actuar salvaje y a veces peligrosamente.

Búsqueda Mágica de una Sicosis Completamente Desarrollada

En mi propio análisis de la encuesta de individuos post-psicóticos, siete de los diez individuos claramente denotaron la creencia de que estaban en una búsqueda mágica o espiritual durante la sicosis. La respuesta de una persona no estaba clara y las otras dos personas que describieron su Sicosis o bien describieron un incidente de corto plazo o solo experimentaron la sicosis completa brevemente antes de darse cuenta de que estaban alucinando / delirando. A partir de estos resultados, creo que la percepción de que estamos en una búsqueda espiritual o mágica es un aspecto muy común de una Sicosis plenamente desarrollada.

La creencia en la búsqueda espiritual es creada por la evolución del marco delirante, entrelazando los acontecimientos de la vida real, visiones metafóricas, intuiciones precisas, y otras cosas que crean una nueva visión del mundo en el que la realidad puede ser milagrosamente mejorada mediante la voluntad. Nos preocupamos por esta posibilidad, considerándola como una manera dramática y confiable para resolver tanto nuestros problemas como los problemas del mundo a través de nuestras recién descubiertas habilidades y conocimientos.

Los intentos de frustrar directamente esta búsqueda mágica se oponen con la sospecha y el desprecio. Contamos con hechos que respaldan nuestras creencias y percibimos el intento de detenernos, como señal de que la persona es una persona que es mentalmente controlada e ignorante con respecto a la verdadera naturaleza del mundo o peor aún, parte de una conspiración para provocar una horrible calamidad en la Tierra.

Sin embargo, el conocimiento de que la búsqueda mágica es una parte central de la Sicosis permite la aplicación de una fórmula para ayudar a entender las creencias y motivaciones de la persona en Sicosis. Esta fórmula no tiene la intención de servir como un medio para contradecir las creencias, sino más bien para ayudar a otros a aliarse sinceramente con las buenas semillas que se encuentran en el fondo de esta búsqueda. Dichas alianzas ayudan a calmar a la persona en la Sicosis y permiten a largo plazo la transición de la búsqueda mágica para la transformación del mundo en un viaje espiritual personal que trata también de mejorar el mundo pero esta vez, a través de medios menos grandiosos y más prácticos.

La fórmula para la comprensión de las creencias y las intenciones de la persona en Sicosis es la siguiente:

Biografía de la Persona + Cuestiones de interés de la persona+ Proyección de los antecedentes y problemas en forma simbólica +El pensamiento mágico = Creencias y dirección de la búsqueda mágica.

Ejemplos reales de éste análisis incluyen:

La preocupación de una persona por el calentamiento global quien intenta con pensamientos mágicos, dividir las nubes con su mente, como el primer paso para aprender a revertir el calentamiento global por arte de magia.

Una persona que viene de una familia liberal con personas racistas, tanto en su familia y la comunidad y sufre de la proyección de estas voces racistas en forma de declaraciones racistas desagradables e incontroladas que entran en sus pensamientos, expresa su profunda preocupación sobre la necesidad de controlar estas voces racistas, incluso por medio de rituales u otros medios mágicos.

Una persona que tiene la intuición precisa de la muerte de un amigo por la baja de azúcar en la sangre, causa un ataque de ansiedad que se caracteriza por la idea de que él también tiene cantidades peligrosamente bajas de azúcar en la sangre seguido de una serie de ideas delirantes y alucinaciones acerca de su propia muerte.

Una persona con una mentalidad científica que tiene preocupaciones acerca de la ecología, desarrolla un escenario del fin del mundo que incluye a alienígenas buenos en la Tierra que tratan de ayudar a la humanidad, mientras que los alienígenas malvados tratan de hacerle daño.

Una persona que tiene patrones por generaciones de abuso sexista en la familia y adopta la mística espiritual, durante la Sicosis desarrolla una santificación de los principios femeninos y una búsqueda para descubrir "los secretos divinos de lo femenino".

Cabe señalar que el tener idea de la búsqueda espiritual de la persona que no sólo crea una comprensión de la mentalidad de la persona en la Sicosis, sino también claves acerca de los medios para lograr soluciones terapéuticas para la confusión interna y la tensión que alimentan las percepciones de una crisis que se avecina. A partir de la tesis doctoral de Paris Williams, es posible identificar diferentes tipos de contenido psicótico y diferentes lugares de los delirios sicóticos. Por ejemplo, en uno de los viajes a través de la sicosis que el Dr. Williams explica, un hombre llamado Byron tiene experiencias visionarias profundas durante la Sicosis, el busca explorar los reinos espirituales y traer conocimiento a la humanidad.

En estas experiencias, el hombre vio imágenes y tuvo experiencias que en los últimos años fue capaz de reconocer dentro de las enseñanzas del budismo tibetano. Siguiendo a un lama budista tibetano como maestro le permitió a Byron obtener una solución terapéutica de sus experiencias, dándoles el significado y contexto dentro de esta tradición.

En un ejemplo diferente, una mujer llamada Cheryl experimenta un odio a sí misma en extremo durante su Sicosis, plagado de voces que expresan sentimientos profundos y exagerados de rechazo y desvalorización, sobre todo como pareja y miembro de familia. Trabajando a través de estos sentimientos profundamente arraigados, por medio de su auto-aceptación de que es amable y digna- a pesar de los patrones internos emocionales actuales -y con el tiempo, conectándose con el amor de su familia y su pareja, solucionó la crisis interna que la abrumaba durante la sicosis.

Durante la sicosis, el remolino emocional interior crea una sensación continua de angustia que debe ser aliviada por la solución de problemas reales a través de actos simbólicos. Las personas con esquizofrenia suelen estar en una búsqueda para resolver los diversos problemas en sus vidas y del mundo a su alrededor cuando miembros de la familia, amigos y trabajadores sociales interesados se encuentran con ellas. Mientras que la gente trate de ayudarlo con terapia química, las personas con esquizofrenia determinarán si estas personas parecen ser útiles en su búsqueda de resolver mágicamente los problemas simbólicos y de la vida real. La combinación de estas dos direcciones crearán los acontecimientos que seguirán al diagnóstico inicial de la esquizofrenia.

CAPITULO DOS: TRABAJAR CON ALGUIEN EN SICOSIS

En este momento trabajar con una persona en sicosis es generalmente visto como una situación en donde la razón y el diálogo son inútiles. Los medios primarios de tratar a individuos sicóticos es una insistencia colectiva para tomar medicamentos por fuerza si fuere necesarios, repetidas y forzadas hospitalizaciones y tácticas similares que llevan a luchar con las personas con esquizofrenia deteniéndolas en el piso y encerrarlos bajo una llave hasta que se rindan a la voluntad del sistema médico. Uno de los problemas con ésta técnica es que al tratar los aspectos sicóticos de la esquizofrenia se agravan los aspectos paranoides y frecuentemente pueden empeorar los síntomas en lugar de mejorarlos.

El reconocer como una persona piensa como lo describimos en el capitulo anterior, es la manera de establecer un diálogo positivo con el nucleo racional del individuo y moverlo hacia un lugar de consentimiento con el tratamiento médico. Este proceso tiene numerosos componentes y se explicará en la sección del "mentor" más adelante en este capítulo. Este proceso podrá ocurrir simultáneamente con los esfuerzos de otros que están tratando que la persona tome su medicamento a quienes referimos en este capítulo como los "realistas".

Creando una Atmosfera Positiva: Familia y Amigos

Hay un número de cosas que la familia y los amigos pueden hacer para ayudar a una persona con esquizofrenia. Uno de los más simples y efectivos es crear un ambiente positivo para la persona. Como las personas con esquizofrenia son esponjas emocionales, absorben la negatividad y las emociones fuertes los afectan mucho. Cuando la familia y los amigos eliminan fuentes de negatividad, como las noticias, violencia en los medios y cosas similares, se darán cuenta de que esa persona estará más calmada, será más fácil lidiar con ella y tendrá más deseos de ponerse de acuerdo con los demás. El delirio de la persona será más positivo y con menor presión, porque las emociones de las personas alrededor indicarán que las cosas están bien.

Para evitar la negatividad es importante ser consciente de cómo la televisión y otros medios de comunicación afectan el estado de ánimo y la paranoia. Los eventos altamente fuertes y rápidos de la televisión pueden ser muy confusos para las personas con esquizofrenia pudiendo agravar los síntomas por ser una fuente de alucinación y delirio. La televisión también está llena de negatividades que pueden afectar seriamente a las personas sanas pero severamente trastornar al esquizofrénico. No es inusual que los esquizofrénicos crean que los eventos de la televisión son de alguna manera reales y pertinentes a sus vidas, a pesar de que la programación pueda ser completamente de ficción.

También es muy importante recordar que las fuentes de comedia no deberían de ser demasiado oscuras y claramente separar la sátira de la realidad, pues los esquizofrénicos piensan de una manera muy literal e ingenua, y por lo tanto les es muy difícil separar el sarcasmo y el doble sentido del significado verdadero. No es inusual que los esquizofrénicos tomen las declaraciones sarcásticas o irónicas como declaraciones hechas con completa seriedad.

Hablar de temas alegres alrededor de las personas con esquizofrenia es una manera positiva de mejorar su estado de ánimo. Los recuerdos felices, los buenos tiempos con la familia y amigos, hobbies y otras fuentes de felicidad son buenos temas de conversación. Recordar tiempos felices y eventos positivos a su alrededor ayuda a la familia cuando existen momentos difíciles de sicosis. Si un esquizofrénico entra al cuarto cuando se está llevando a cabo una plática seria, es recomendable cambiar el tema en cuanto sea oportuno.

Eviten discusiones sobre la violencia, las noticias, problemas mundiales, política, religión y otros temas que pueden evocar sentimientos negativos a menos de que estos evoquen aspectos positivos, por ejemplo buenas noticias sobre el planeta. Aún así, discutir cosas que creen fuertes respuestas emocionales generalmente no es una buena idea porque los esquizofrénicos tienden a tener emociones fuertes.

Si el esquizofrénico toca un tema difícil, sean honestos con la persona y trátenlo compasivamente. Escuchen sus preocupaciones y tomen nota de ellas porque muchas veces nos proveen pistas sobre su experiencia interna. Mientras que es natural desear proveer reafirmación, muchas veces la discusión de tópicos pesados podría estar motivada por creencias profundamente sostenidas y experiencias poderosas, y uno debe de observar si el consuelo es aceptado por el individuo. Es importante no pasar por alto los temas que les conciernen a los esquizofrénicos como la ecología, guerra, violencia, intolerancia u otros problemas sociales, familiares y de la comunidad. Pasar por alto estos temas enajena a las personas y las convence de que la persona hablando está tratando de persuadirlos para que no encuentren la solución a estos problemas, y por lo tanto es parte del grupo que está causando este problema.

Una forma de mejorar el estado de ánimo es enfocarse en la belleza, especialmente en la belleza de la naturaleza. Caminar en áreas naturales, gozar de un día hermoso, buscar arcoíris, cascadas, paisajes hermosos y otras fuentes de belleza pueden ser muy efectivos para mejorar el humor de la persona. Si fuera posible hacer caminatas regulares con la familia en áreas naturales o en áreas vecinas puede proveer el ejercicio y la relajación que ayudará a la gente a lidiar con su sentido de crisis o desastres inminentes, lo cual sirve para aliviar la tensión que han creado sus preocupaciones.

Por más difícil que sea que alguien querido experimente una sicosis, tener sentido del humor es una manera muy importante de relajar el estrés que todos sienten. Tratar de ser ligero y optimista dentro de las dificultades puede enviar señales a la persona de que todo está bien.

La dieta de una persona con esquizofrenia deberá estar balanceada y tener bastante complejo B. Idealmente debe de incluir vegetales verdes, hojas verdes, exceptuando lechuga romana, germen de trigo (si es posible) y jugos de frutas y cítricos. Esto ayudará a mejorar el sistema neurológico de la persona y lo proveerá con un sentimiento físico saludable.

Proporcionándole a la persona un sentimiento de pertenencia y de ser amada es también una manera muy directa de ayudarla a calmarse. Los miembros de la familia y los amigos cercanos pueden ayudar a la persona tocándola, abrazándola y demostrándole afecto con su actitud y su palabra. Decirle a la persona que lo quieres y que es importante para ti es una manera de deshacer la paranoia y construir un sentimiento de seguridad. Es importante, sin embargo, estar conscientes de cómo reacciona una persona cuando se le toca. Debido a su historia personal y a otros factores a la persona le puede gustar que la toque cierta persona pero puede parecerle muy estresante que la toque otra. Prueba y error distinguirán los dos.

Otra manera de provocar un humor calmado y positivo es hacer que el individuo escuche música hermosa y positiva y ver arte positivo. Los esquizofrénicos son artísticos en muchas ocasiones y tienen una apreciación por la belleza y exponerlos al arte hermoso y a la música tranquilizante los ayudará. En algunos casos, las personas con esquizofrenia disfrutan leer libros, incluyendo libros para niños como Winnie Pooh.

Alentar a las personas con esquizofrenia que se expresen artísticamente también es muy útil. Tocar música, dibujar, pintar, esculpir en barro o madera son todas maneras de que las personas expresen sus sentimientos y emociones internas. Estimular la expresión artística y otros hábitos que la persona disfrute puede ayudarla a moverse hacia un estado más calmado, feliz y receptivo.

Conectarse con una Persona Esquizofrenica: Familia, Amigos y Consejeros

Cuando se trabaja con un esquizofrénico es importante suplir la falta de comunicación clara a través de poner atención al lenguaje corporal y otras formas de comunicación. Observe las emociones y los estados de ánimo. Ponga atención a los ojos, boca, cara, y el lenguaje corporal para tener una apreciación de cómo se está sintiendo esa persona. Note los cambios de humor cuando las personas, tópicos de conversación y eventos ocurren y discuta las posibles conexiones con la familia y amigos.

Esté consciente de cuando la persona con esquizofrenia demuestra sentimientos que no concuerdan con lo que se está diciendo, como cuando el individuo parece feliz cuando se está hablando de un tema triste. Este es un indicador de una contradicción interna y puede significar un doble vínculo o una situación de conflicto en la familia o comunidad que ha llegado a ser un centro de conflicto para la persona.

También esté consciente cuando la persona con esquizofrenia parece estar cargando un gran peso o sintiendo que lo están degradando. Para mantener una comunicación abierta con la persona, es importante demostrar respeto a pesar de las dificultades del comportamiento y la comunicación. Hay una tendencia, por ejemplo, a hablar de la persona como si no estuviera ahí. Esta tendencia necesita cambiarse y se debe mostrar respeto a la persona. Acabo de conocer en privado a una persona profundamente sicótica y gané su confianza hasta que al conversar con sus padres empezamos a hablar como si él no estuviera presente. La persona parecía herida y se sentó abruptamente, fue entonces cuando me dí cuenta de que había cometido un error y que lo había insultado. Inmediatamente empecé a hablar directamente con la persona agachado para estar al mismo nivel de ojo con ojo. El resto de la conversación lo incluimos. Esto me permitió mantener tentativamente la confianza que se había desarrollado entre los dos.

Al buscar establecer una conexión con una persona esquizofrénica, es muy importante ver la buena semilla dentro de los problemas que tiene. Las personas con esquizofrenia usualmente tienen preocupaciones válidas y desean el bien, pero estas preocupaciones muchas veces las ignoramos o las obviamos pues interfieren con el tema de los problemas de la persona o de la necesidad de medicarla. Ignorar la buena intención causaría la formación de innecesarios puntos de contención. Esto se debe a que mientras que la intención de ayudar a las personas con esquizofrenia es medicarlas, la intención de las personas con esquizofrenia es de resolver los problemas reales o simbólicos con los cuales están profundamente involucrados. Ignorar estos problemas e insistir en que el discurso sea solamente acerca del comportamiento y el medicamento, lo tomarán como una interferencia para la solución de estos problemas.

Las personas con esquizofrenia a menudo tienen soluciones extremas para legitimar problemas que son socialmente responsables pero imprácticos. Por ejemplo, algunas personas con las que he trabajado, se preocupan mucho por la ecología y una de estas por algún tiempo dejo de manejar o subirse a los automóviles. Esto frustró mucho a sus padres porque vivían en las afueras de la ciudad y tenían que llevarlo a sus citas. Mientras que esto parecía muy irracional a sus padres y a sus consejeros, solo fue irracional en cuanto a ayudarlo a vencer la esquizofrenia. Desde el punto de vista de salvar al mundo de una crisis ecológica –lo cual es la preocupación de la persona con esquizofrenia- si todas las personas que tienen auto dejaran de usarlo y en lugar usaran bicicletas o transporte público habría mejores esperanzas para las futuras generaciones. Al trabajar con sus padres sobre este tema, los alenté a reconocer la buena semilla en el problema y expresar su creencia de que los problemas ecológicos deben de resolverse. Después de negociar este tema con su hijo, estuvo de acuerdo en subirse a los coches cuando fuera necesario.

Reconocer los problemas reales que conciernen a la persona y la sinceridad con que los toma, es crítico. Al hacer esto, uno se conecta con el centro racional de la persona y le regresa la dignidad tanto en acción y como en la percepción de quienes están a su alrededor. También establece las bases para el entendimiento de los problemas que motivan a la persona.

Estar conscientes del eje de la personalidad dentro del marco delirante también es esencial para establecer contacto con la persona y convertirla en una aliada en su retorno a la salud. El eje de la personalidad es quien existe en la enfermedad, es quien está tratando que las alucinaciones y los delirios tengan un sentido y quien trata de encontrar soluciones a los problemas y curar la enfermedad de una manera independiente.

Hasta en los momentos de sicosis extrema, las personas con esquizofrenia demostrarán signos de estar buscando una mejoría. Estos signos se presentaran muy seguido en la forma de terapias no médicas orientadas a aliviar los problemas que las personas perciben a su alrededor incluyendo su propia enfermedad. Cuando me puse en contacto por primera vez con el padre de un chico, me dijo que éste estaba tratando de incrementar en su dieta el complejo B (el cual es un paso sugerido en la dieta) y le había pedido un espacio de su propiedad para hacer un temazcal. Los padres le habían apoyado en estas dos peticiones. El temazcal ayudó a aligerar la tensión de toda la familia y se convirtió en un lugar de reunión para la persona y para mí cuando platicábamos de su mundo privado. Al principio nuestras reuniones las hacíamos a obscuras, y después de varios meses de tener sesiones en esta manera, me dio mucho gusto cuando esta persona de repente me empezó a recibir con la luz prendida. Esto fue una indicación de confianza y progreso con su situación, y subsecuentemente con ganancias substanciales en su condición.

Cuando el centro de la persona se contacta, la persona con esquizofrenia hablará de problemas reales, algunas veces personales y otras universales. Como se dijo previamente, es importante no minimizar problemas reales pero es mejor hablar honestamente de estas situaciones y de cómo el locutor está tratando en su propio modo de aliviar el problema. Como resultado, la persona que está interviniendo se gana la confianza de la persona con esquizofrenia.

Al trabajar con el eje de la personalidad, es importante explicar que aquellos quienes están preocupados por la persona con esquizofrenia, esperan que balancee las preocupaciones verdaderas con sus necesidades personales. Regresando al tema de que la persona con esquizofrenia es amorosa y valiosa, el individuo que trate a esta persona, deberá hablar de la posibilidad de usar soluciones prácticas en lugar de soluciones extremas como una manera de balancear sus necesidades.

Es de suma importancia que nadie diga "Todo estará muy bien si tomas tu medicamento" ó "El mundo estará bien, ya no te preocupes por eso". Esto simplemente no es la verdad. El medicamento no curará las aflicciones del mundo o los problemas familiares o comunales de los cuales la persona se preocupa. Pocas cosas son tan dañinas al diálogo con la persona con esquizofrenia escoger pasar por encima sus preocupaciones reales. En cambio, es importante que los ayudantes se dispongan a enfrentarse a los problemas reales de la gente con esquizofrenia y que los escuchen respetuosamente para validar sus preocupaciones.

Recuerdo claramente una experiencia que tuve en este sentido en dos conferencias sobre enfermedades mentales a las que asistí, una en el otoño de 1999 y otra en el otoño del 2001. En ambas conferencias hablé de la importancia de enfrentar los problemas reales que preocupan a las personas con esquizofrenia. Haciendo esto dije "No solo digan a la persona, no te preocupes del fin del mundo" En la segunda conferencia que tuvo lugar después del 11 de Septiembre, esta afirmación creó un silencio de miedo en la habitación. Me di cuenta de que las personas sanas que se encontraban ahí, estaban preocupadas por el fin del mundo, algunas de ellas por primera vez en su vida. Tomé mentalmente nota de que las personas con esquizofrenia algunas veces son más conscientes de lo extenso de los problemas mundiales que aquellos alrededor de ellos y por lo tanto parecería que estos gritan ahí viene el lobo, excepto cuando los problemas del mundo se acercan a una crisis. Desde el punto de vista de muchas personas con esquizofrenia, la tendencia de mucha gente común y corriente a ignorar los problemas hasta que se convierten en crisis hacen de las soluciones extremas la única alternativa al desastre.

Siguiendo los pasos expuestos arriba, es posible calmar a una persona sicótica y hacerla más flexible y deseosa de cooperar con los demás. Después de establecer este ambiente y calmar a la persona los pasos siguientes pueden tomarse para moverla a la estabilidad, aceptar el diagnóstico y comprometerla a tomar su medicamento. Aun para aquellos que demuestran poca mejoría con el medicamento, esta estrategia puede ayudar a crear una sicosis más feliz, haciendo la experiencia más positiva para la persona con esquizofrenia y haciéndola una persona más fácil con quien trabajar.

Lidiar con una persona en crisis

Cuando se trabaja con una persona en crisis, existen un número de acciones que podemos hacer para terminar la crisis con éxito. Algunas de éstas técnicas son sencillas y pueden aplicarse en la mayoría de las situaciones; otras son más complejas y pueden usarse cuando ninguno de los involucrados está en peligro inmediato.

Existen tres reglas que pueden aplicarse a la mayoría de las crisis que involucran a una persona con esquizofrenia. La primera es recordar que las personas con esquizofrenia son esponjas emocionales. Calma en el interventor crea calma en una persona en crisis. Un ejemplo de esto ocurrió cuando un consejero estaba hablando con una persona muy enojada. La persona le estaba gritando al consejero, diciéndole que lo dejara en paz. El consejero respondió cruzándose de brazos de una manera muy natural, recostándose en la pared de la casa y mirando hacia otro lado momentáneamente como si estuviera distraído o aburrido El consejero entonces respondió simple y calmadamente. En un minuto, la persona con esquizofrenia también se recostó en la pared, mucho más calmado y tranquilo. Continuó calmándose y eventualmente estuvo de acuerdo en reunirse de nuevo con el consejero.

La segunda regla es nunca mencionar el medicamento durante una crisis, hacerlo causaría que se incendiara la paranoia. Por ésta razón es mejor que la familia y los profesionales esperen hasta que la crisis subsidie para discutir el tema del medicamento.

La tercera regla también se relaciona con la paranoia. Si la persona con esquizofrenia exhibe paranoia hacia la persona que está interviniendo, como estar asustado u hostil a la policía, la mejor respuesta es manejar el problema a nivel individual. En lugar de decirle que debe confiar en la policía en general, debe decirle "Soy una buena persona que desea ayudarte". Esto, junto con una actitud de calma e interés acerca de lo que la persona en crisis está diciendo, ayuda al individuo a sentirse más seguro.

Las técnicas más complejas para trabajar con una persona en crisis, empiezan al recordar la buena semilla dentro del problema. Las crisis son muchas veces atentos para simbólica y dramáticamente solucionar un problema y las personas con esquizofrenia verán que la interferencia con soluciones mágicas o extremas como una señal de que la otra persona favorece que el problema se haga peor. Por ejemplo, si alguien está causando una disturbio tratando de entrar en una estación de radio para anunciar una advertencia en código de que el fin del mundo está por llegar, aquellos que intentan detenerlo serán vistos como quienes quieren que el mundo llegue a su fin.

Para contraatacar esto es importante reconocer el problema percibido y expresar simpatía y deseo de escuchar y ayudar. No trate de convencer a la persona de que es un delirio o de minimizar el problema real o percibido. En su lugar, exprese preocupación por el bienestar de la persona y por el bien del mundo.

En el ejemplo de la persona en la estación de radio, aquellos que están ayudando en esta situación, deberán de tratar de establecer un diálogo para entender qué es lo que la persona piensa que está sucediendo y qué es lo que está tratando de hacer al respecto. Uno debe responder como que si lo que está diciendo la persona con esquizofrenia es plausible, explicando que uno quiere que la persona con esquizofrenia y el mundo estén bien. Diga cosas como "Debe ser muy difícil para ti manejar esto tu solo," y "Esto es nuevo para mí, me ayudará mucho si puedo entender lo que tú estás viendo que sucede." Permanecer calmados y atentos ayuda a la persona con esquizofrenia a sentirse seguro y a ver al individuo como un aliado en potencia.

Si el individuo que está interviniendo, entiende el punto de vista de la persona con esquizofrenia, será de gran ayuda entrar en el marco delirante con frases usando "si": Si lo que dices es verdad, que tal esto? Por ejemplo, una vez conocí a una persona en crisis que me dijo que todos eran Dios excepto él y que Dios quería que se matara. Se había cortado un poco y decía que debía de matarse. Yo le respondí que si todos éramos una parte de Dios, yo también lo era y le podría decir que Dios lo amaba, que quería que viviera y que fuera feliz. Después de trabajar con él más o menos una hora, se calmó lo suficiente como para aceptar ver a sus trabajadores de salud mental y considerar ir a una clínica abierta por tres días. Unos pocos días después de esto tuvo un descubrimiento importante en el que decidió rechazar las voces internas y comprometerse a tomar medicamento.

Finalmente debemos estar conscientes de la calma después de la tormenta. Las crisis las causan el incremento gradual de químicos parecidos a la adrenalina. Este incremento se acaba durante la crisis y después de que termina las personas son más sugestionables y están más abiertas a trabajar con otros. Esto es en parte porque están en un nivel más bajo de desbalance químico y también en parte porque lo que esperaban que sucediera durante la crisis no sucedió, causándoles un momentáneo cuestionamiento acerca de sus delirios. Internar a una persona resulta en un incremento de paranoia, por lo tanto este período será breve. El mejor uso del tiempo entre una crisis y una paranoia renovada es que los miembros de la familia y los amigos cercanos visiten y expresen su preocupación por el bienestar de la persona y el mundo.

Enfoques a largo plazo

Al trabajar con un individuo sicótico es posible estabilizarlo incluso cuando está en crisis a través de un equipo de tratamiento mentor/realista. La persona (s) realistas en el equipo, usan técnicas como la Terapia de la Realidad para apoyar el uso de medicamentos y enfrentar los problemas creados por la enfermedad mental. El "mentor" usa terapias como las usadas por Carl Rogers llamada "Terapia centrada en el Cliente" para ganar la confianza de la persona en sicosis. Este proceso está dirigido a la conexión con el núcleo racional del individuo dentro del marco del delirio de la esquizofrenia y estabilizar a la persona a través de ganarse su confianza e identificar temas de la vida real.

Para ganar la confianza de la persona, el mentor escucha los puntos de vista que tiene ésta sobre el mundo, permitiendo a la persona con esquizofrenia dirigir la discusión y airear sus inquietudes sin que lo contradigan. El mentor busca tener una comprensión de los temas reales e imaginarios por los que está preocupado y apoya a la persona cuando se trata de situaciones reales. En la primera fase es más importante crear confianza y buena relación que buscar cambios en los puntos de vista o el comportamiento de la persona. Es vital que el mentor demuestre que desea que la persona esté feliz y quiere resoluciones positivas para sus preocupaciones. Es esencial no emitir juicios, ejercer autoridad o contradecir los puntos de vista de la realidad de la persona con esquizofrenia.

Al construirse la confianza, las personas con esquizofrenia se irán calmando y mostrarán mayor flexibilidad debido al descubrimiento de un aliado en el mentor. Después de llegar a este punto de confianza, las personas empezarán a expresar sus preocupaciones sobre su vida y otras situaciones que los inquietan. El mentor deberá apoyar y entusiasmar a la persona cuando ésta reconozca que su vida necesita ayuda y debe actuar como una persona en quien se prueban las ideas de varias estrategias que la persona diseñe para mejorara su vida. El mentor debe alentar a la persona para que pruebe varias estrategias para ver que tan bien funcionan. El punto es crear un ambiente seguro donde las personas con esquizofrenia puedan reconocer que necesitan mejorar sus vidas.

Cuando la persona con esquizofrenia trata de estabilizarse sin medicamentos, el realista estará presionando para medicamentar y hallar soluciones concretas. El mentor actuará como abogado del núcleo racional de la persona, sugiriendo cambios razonables y respuestas en los otros a los temas de la vida real por los cuales se preocupa la persona. Cuando la confianza de la persona llega a ser suficientemente fuerte y se han probado soluciones alternas, el mentor cautelosamente sugiere que el medicamento puede proveer una solución. Cuando se hace esta sugerencia, el mentor siempre dirá que ingerir el medicamento depende de la persona.

Eventualmente la persona con esquizofrenia decidirá tomar la medicina como una solución. Este paso es el primero en una serie de etapas en las que el mentor continúa utilizando esta estrategia para progresar usando el medicamento, estabilizando con el medicamento y aceptando totalmente el diagnóstico, clasificando los delirios y las percepciones exactas para poder llevar a la persona al grueso de la sociedad.

(A) Familiares, amigos y consejeros-establecer el equipo mentor/realista

Para negociar con una persona con esquizofrenia a largo plazo, las personas a su alrededor deberán formar una asociación mentor/realista. Los papeles del mentor y del realista deberán ser establecidos con la familia y posiblemente con los amigos, ajustando las personalidades alrededor de la persona con los papeles que sean los más apropiados. Lo ideal sería que la familia y los trabajadores de salud mental coordinaran varios mentores y realistas, con las personas haciendo los papeles los unos con los otros. Es importante mantener comunicaciones privadas entre los miembros del equipo para comparar notas, pero los mentores deben tener mucho cuidado de guardar los secretos que la persona les comunica a menos de que peligre la vida de alguien. La confianza entre la persona y el mentor es esencial para el éxito de este enfoque.

Durante el proceso el realista abogará por el medicamento y otras situaciones prácticas mientras que el mentor deberá escuchar, apoyar y buscar conexiones sutiles. El mentor eventualmente estará en una posición desde la cual aconsejar a los demás sobre las estrategias a las que la persona con esquizofrenia puede responder debido a las creencias y dobles mensajes que se deben a la comunicación confusa. Desde la perspectiva del realista, la meta es que la persona tome su medicamento; desde la perspectiva del mentor la meta es que la familia y la persona resuelvan mutuamente temas que son el núcleo de la angustia de ésta..

Si existe solo una persona en la familia que esté encargada, traten de tener una relación similar entre ésta y los trabajadores de salud mental. En la mayoría de circunstancias como ésta, el miembro de la familia será el mentor. En esta situación es esencial que la única persona involucrada, sea parte de un grupo de apoyo, como La Aliancia Nacional de Enfermedades Mentales (NAMI por sus siglas en inglés) y tener planes de tratamiento a futuro para las posibles crisis.

(1) El Mentor comprensivo

El propósito del mentor es reducir y eventualmente eliminar la paranoia que es el centro de la esquizofrenia. Este papel tiene como base central que el mentor abogue tanto por un ambiente positivo y calmado alrededor de la persona como por la resolución de eventos de la vida real que pueden estar causando confusión dentro y alrededor de la persona. Al mismo tiempo es crítico que el mentor nunca esté en una posición de autoridad sobre la persona sino ser, más bien, alguien que se considere como igual y un aliado en el deseo de la persona para una vida mejor. Esto se puede llevar a cabo dándole a la persona en sicósis una copia del ensayo en el Apéndice E una vez que el equipo de tratamiento se pone de acuerdo de hacerlo. Este ensayo se escribió para cumplir los pedidos de material para la persona en sicosis.

La relación entre el mentor y la persona con esquizofrenia deberá pasar por varias etapas, así como una relación normal entre dos personas. Estas etapas serían:

Ganarse la confianza y convertirse en confidente.

Escuchar los temas y dar apoyo.

Llegar a entender los puntos de vista de la persona.

Ayudar a la persona a reconocer que su vida no funciona.

Convertirse en una persona de confianza para considerar estrategias alternas para auto ayuda y ensayar esas estrategias.

Ligeramente sugerir el medicamento cuando la persona esté lista para aceptar la idea.

Asistirlo en la transición de la aceptación del diagnóstico y el medicamento.

Durante los encuentros iniciales, es importante que el mentor se enfoque en desarrollar la confianza. El mentor debe permitir a la persona con esquizofrenia llevar la conversación, escuchar atentamente, no contradecir o hacer una pregunta sujestiva y buscar comprensión y tener compasión por la situación que la persona está experimentando. El propósito del primer paso al trabajar con una persona sicótica es no alterar el comportamiento, sino proveer a la persona con razones para que le guste y que confíe en el mentor. Mientras que la persona habla, es importante reflexionar en lo que parece que está diciendo y tratar de comprender su perspectiva incluso si es exageradamente delirante.

A pesar de que la gente con esquizofrenia no confía fácilmente, está buscando activamente sus aliados en sus luchas reales o imaginarias. Como los problemas reales o imaginarios surgen de la misma realidad, contradecir las conversaciones obviamente delirantes, parecerá a la persona con esquizofrenia sabotear las soluciones- incluyendo los problemas reales. Al mismo tiempo encontrar personas capaces de escuchar estructuras delirantes es muy difícil. Cuando una persona se toma el tiempo para escuchar y comprender, la persona con esquizofrenia generalmente apreciará a ésta y la verá como un aliado potencial. Este es el primer paso hacia la recuperación, hacer que la persona con esquizofrenia confíe en alguien del equipo médico, o en el círculo de familia o amigos a su alrededor. Escuchar a la persona con esquizofrenia de manera que se sienta apoyada es el medio crucial a través del cual la confianza se construye.

Cuando la familia y los amigos se interesen por literatura relacionada a como escuchar a una persona con esquizofrenia, deberían leer el punto de vista de Carl Roger en "Terapia centrada en el Cliente" (Client- Centered Therapy.) Al emplear este método junto con reflexiones y resúmenes de lo que la persona dice ayuda a ésta a sentirse escuchada y segura. Es importante que al hacer éstas reflexiones sobre lo que la persona dijo, que el tono y la manera que el confidente utilice muestren respeto y el intento de comprender. Mientras que las conversaciones parezcan bizarras o fuera de lo común, es de mucha ayuda manejarlas de forma que se pueda entender tanto lo que la persona percibe, así como los problemas subyacentes que en realidad existen. Este conocimiento puede usarse para construir la relación con la persona, para indicar a los otros del equipo los temas que conciernen a la persona y para establecer un ambiente que pueda ayudar a calmar a la persona.

En la medida que el mentor llega a entender las preocupaciones de la persona, estas inquietudes podrán servir para construir aún más confianza. Encontrar temas positivos, como los relativos a ecología, o los deseos de resolver problemas, permitirá al equipo tratante a mostrar a la persona con esquizofrenia que comparten estas preocupaciones ayudando a aliviar la soledad y la paranoia que la persona siente. Hacer estas cosas ayuda a la persona a ser más maleable y cooperativa con otros aspectos de su comportamiento.

Mientras que el mentor pueda transmitir los problemas en términos generales, es importante que activamente salvaguarde las confidencias que le haya revelado la persona con esquizofrenia. La persona llegará a expresar sentimientos profundos, miedos, traumas y cicatrices al mentor. Estos hechos y sentimientos personales deberán guardarse en secreto a menos que la vida de alguien esté en peligro. Es importante que el mentor claramente determine que guardará los secretos y que solamente los dirá a los demás en caso de peligro a la vida de alguien. Establecer y seguir estas reglas básicas permite ganarse la confianza. El grado en que el mentor transmita los lineamientos generales de lo que la persona dice, es una decisión que depende de la conciencia de esa persona y deberá de hacerse como si la persona con esquizofrenia fuera realmente un buen amigo que considera al mentor un confidente. Para la persona con esquizofrenia, eso es exactamente en lo que el mentor se convertirá, y esto debe de ser muy apreciado y respetado.

Al comentar lo que la persona con esquizofrenia dice, es de gran ayuda usar los conceptos de la realidad "personal" y la "de consenso". Estos conceptos los usó conmigo un amigo durante mi sicosis, quien reconoció mis pensamientos como válidos para mí, pero que no eran lo que las personas a mi alrededor pensaban. Con esta perspectiva la persona con esquizofrenia tiene experiencias únicas que conforman su realidad personal. Esta realidad puede contener muchas experiencias y secretos válidos así como delirios y percepciones falsas. Al mismo tiempo todos existimos en una realidad definida por todos- realidad general o de consenso- que pudiera estar en contra de su realidad personal. La persona que quiere llegar a entender a la persona con esquizofrenia, desea compartir la realidad personal con ella y así llegar a ser un puente entre las dos realidades.

Si la persona en sicosis reacciona de mala manera a la terminología de realidad personal y de consenso, el mentor podrá sustituir las palabras "experiencia" y "experiencias" por "realidad". Para algunos el oír "experiencia personal" y "experiencia de consenso" es menos crítico que usar "realidad". Esta sugerencia me la dio una mujer que estaba trabajando con su hijo y vio que él reaccionaba mal a la palabra "realidad" pero mejor a la "experiencia".

De igual manera, el mentor deberá intercambiar "alucinaciones" por "visiones" y dejar claro a la persona con esquizofrenia que solo con el tiempo verá claramente la diferencia entre las dos experiencias. Las visiones pueden ser intuiciones certeras, mientras que las alucinaciones llegarán a ser como interferencia estática. Tratar de hacer creer que se apoyan los delirios de la esquizofrenia es una técnica que ayuda a la persona con esquizofrenia darse cuenta de que algunas de estas experiencias son válidas-como, en realidad las son- mientras que otras solo causan confusión.

El enfoque del mentor no es informar a la persona con esquizofrenia sobre la realidad sino convertirse en una persona de confianza que pueda ayudar a crear un centro de calma donde sea posible examinar su vida. Desde ese centro de calma, separar las experiencias significantes de los delirios y llegar a reconocer que nuestra vida no funciona, es la intención a medio plazo de este enfoque. Al conectarse con la persona y ofrecerle los medios para discutir las experiencias desde una perspectiva que provea una área de mediación entre el pensamiento delirante y el real, el diálogo entre la persona con esquizofrenia y aquellos a su alrededor se podrá abrir y se logrará progresar hacia el alivio de su paranoia.

En tanto que la relación entre la persona con esquizofrenia y el mentor se fortalezca, la persona empezará a hablar de problemas reales y eventos difíciles. Cuando esto suceda, es de mucha ayuda no solo apoyar a la persona sino también alentarla a reconocer que su vida necesita ayuda. Las personas con esquizofrenia están a la defensiva cuando se trata de su habilidad para enfrentar la realidad, por lo cual es mejor no hablar directamente de los problemas a menos que la persona los mencione. En cambio es de mucha ayuda hablar acerca de cómo las personas son más felices "cuando sus vidas funcionan" y "cuando son capaces de tener lo que quieren". Cuando suceden cosas malas, es de mucha ayuda expresar a la persona que el mentor "siente mucho que te (a la persona con esquizofrenia) haya sucedido esto". Tomar las penas y las tribulaciones sin juicios y de manera compasiva ayuda a la persona a reconocer que las cosas pueden mejorar. Esta actitud permite que las personas con esquizofrenia se den cuenta y reconozcan que sus vidas no funcionan y que podrían ser mas felices si las cosas fueran diferentes.

Una vez que las personas con esquizofrenia comienzan a discutir sus problemas, también comenzarán a hablar de diferentes maneras de solucionarlos. En muchos casos esto es lo que han estado tratando de hacer antes de que hablaran con el mentor y oscilan desde lo delirante hasta lo realista. En la medida de que la persona confíe al mentor sus pensamientos de hacer algo que los ayude, el mentor llegará a ser un consejero sabio para las estrategias alternativas. Es importante que el mentor tenga una mente abierta, hasta el punto de hablar de magia y otros medios como espíritu sobre materia para mejorar la situación. Cuando la persona relate las posibles soluciones, el mentor debe entusiasmarla a probar todas las posibilidades seguras, y decirle que con el tiempo se verá claramente qué es lo que funciona.

Eventualmente, la persona parecerá estar lista para aceptar la idea en que el medicamento puede ofrecer una solución. Esto será mejor si el mentor lo trata con cuidado. Lo ideal sería que la persona mencionara esa posibilidad por cuenta propia. Al paso del tiempo la persona estará más dispuesta a aceptar el uso del medicamento, y en un momento dado, tomará la decisión de medicarse.

Es importante que el mentor recuerde que finalmente la persona con esquizofrenia debe tomar la decisión de que desea regresar a la realidad de consenso. El mentor debe acercarse a la persona con la filosofía de que las personas con esquizofrenia escogen ser sicóticos para alcanzar algo profundo en ellos y alrededor de ellos y que la sicosis habrá seguido su curso cuando este cambio profundo ocurra. Por ejemplo, para una persona el compromiso de tomar medicamentos surgió inmediatamente de la decisión de que merecía vivir. Una segunda persona tomo la decisión después de varios meses de estarle diciendo a su madre que su hermano abusaba de él de niño, un secreto que había guardado en su realidad personal por más de una década.

Como nota final, cuando se escoja a un mentor, es importante que la persona no sea miembro de un grupo hacia el cual la persona con esquizofrenia sea hostil. Para el mentor será un beneficio haber tenido experiencia con alucinaciones, como la tienen las personas que se han recuperado de la esquizofrenia o las personas que han usado drogas alucinógenas. Los mentores también se beneficiarán si tienen una apertura a puntos de vista místicos, con la actitud de que cuando se trata de eventos místicos solo el tiempo aclarará si una experiencia intuitiva o una alucinación cuentan con alguna base en la realidad.

(2) El consenso realista

La persona (s) realista (s) asume el papel de entusiasmar a la persona con esquizofrenia a enfrentarse a los problemas causados por la enfermedad y a comprometerse a usar el medicamento para manejarla. Un realista tiene la capacidad de reaccionar normalmente con la persona y llevar conversaciones enfocadas en el problema, en comportamientos impropios, en las dificultades de la vida diaria, etc. El método que usa el realista está descrito mejor en literatura sobre Terapia Real. Sin embargo existen técnicas y frases especiales que deben aplicarse cuando se trabaja con una persona con esquizofrenia.

Es una tendencia en las personas que trabajan en el rol de realistas, enfocar la atención en la aceptación inmediata del medicamento y la ayuda médica. Sin embargo, para la persona con esquizofrenia, los problemas no parecen ser de índole médica y como la reacción típica del realista es ignorar y rechazar las opiniones delirantes, el tratamiento médico parece interferir con los intentos de la persona de solucionar los problemas personales y mundiales. Por éstas razones una conversación sobre los problemas de la persona deben incluir frases como, "hacer que tu vida funcione", "ser capaz de conseguir lo que quieres de la vida" y "poder conseguir lo que necesitas para ser feliz". Mientras que es tentador estresar el uso de medicamentos para encontrar la solución de los problemas, las frases más frecuentes del realista deben ser "estoy comprometido a que tu vida funcione en cualquier forma" y "estoy comprometido a que logres ser feliz, pase lo que pase". Entonces la sugerencia de tomar medicamentos y consultar a un médico servirá al propósito del realista de que la persona sepa que la ayuda médica es una buena idea.

Es un impulso natural de los miembros de la familia y consejeros querer intervenir y advertir a las personas cuando ven venir un problema. Como quién observa a un niño deslizarse en un montículo empinado donde al final está un árbol, el realista querrá prevenir al niño. Sin embargo, lo que sucede con personas con esquizofrenia, adolescentes y adultos jóvenes, es que una vez que chocan contra el árbol culpan a la persona que les advirtió. Desde el punto de vista de la persona con esquizofrenia, si el realista no hubiera intervenido, pudiera haber manejado la situación sin problemas.

Por ésta razón, el equipo debe evitar advertir a las personas sobre los problemas que pueden causarse a sí mismos. Después de que el problema ocurrió, el equipo podrá usar ese incidente para ayudar a ilustrar a la persona sobre la necesidad de recibir ayuda. Esta puede ser una experiencia muy frustrante para las personas de fuera, pero es durante la calma después de la tormenta que las personas con esquizofrenia se encontrarán mas maleables y estarán mas dispuesta a aceptar la posibilidad de que sus vidas no están funcionando. Esta es la primera meta del equipo realista del tratamiento, que la persona reconozca que su vida no está funcionando. Solamente después de que esto suceda, la persona aceptará la posibilidad de que el tratamiento médico puede ser una opción sabia.

Cuando el realista está trabajando con la persona, es importante reaccionar de manera positiva a las situaciones reales. Información de parte del realista y del mentor sobre las conversaciones con la persona ayudará a informar al equipo de tratamiento sobre lo que les concierne. Así como con el mentor, es importante que el realista actúe y hable como aliado sobre las preocupaciones de la persona. Idealmente, el realista hasta podría alterar algún comportamiento para demostrar alianza con la persona esquizofrénica. Por ejemplo, si la persona con esquizofrenia tiene intereses sobre el medio ambiente, los familiares podrían unirse a los programas de reciclaje, una manera útil de aliarse con la persona y además de tener un impacto positivo en el mundo real sobre un problema real.

Los realistas a menudo se estancan en una rutina de críticas a numerosos problemas pequeños asociados con el comportamiento de la persona. Esto interfiere con el discurso de los problemas agudos de la esquizofrenia alienando a la persona innecesariamente. Por esta razón es mejor limitar las críticas sobre el comportamiento dañino lo más que se pueda. Al enfocarse en los temas sobre comportamiento de alto riesgo o dañinos, los argumentos ineficaces sobre comportamientos menos peligrosos se evitan. Este enfoque también permite al realista dejar claro a la persona que el realista está especialmente involucrado con su salud y bienestar y que particularmente le inquieta el comportamiento que es peligroso para el individuo o para alguien más. Este enfoque también ayuda a la persona a distinguir claramente lo que se espera de ella y lo que no, y ayuda a la persona a entender por qué el realista está preocupado por su vida.

Al discutir problemas causados por una persona con esquizofrenia, es de gran ayuda discutirlos a la luz de las preocupaciones de la persona. Por ejemplo, una persona estaba preocupada por el medio ambiente pero solía llegar a pánicos furibundos y rompía objetos en su casa. Romper objetos parecía una manera de protegerse de las voces. Animé al padre de la persona que le hiciera ver que al romper los objetos estaba acabando con los materiales que se habían usado para fabricarlos y por lo tanto estaba dañando el medio ambiente. Por ésta razón sería beneficioso para el medio ambiente si encontrara una manera no destructiva para lograr lo que trataba de lograr. Esto le dio qué pensar y le ayudó a acercarse al punto donde se dio cuenta de que necesitaba ayuda.

Finalmente es importante ilustrar los problemas señalando las situaciones donde la persona con esquizofrenia pide un trato especial pretendiendo ser normal. El realista puede señalar la manera en que la persona quiere o exige que se le trate privilegiadamente, tal como ser un adulto joven a quien se le permite vivir en casa de los padres sin pagar renta ni tener un trabajo cuando al mismo tiempo quiere que se le trate como una persona normal. Al hacer esto, el realista puede enfocar el pensamiento de ésta persona en la contradicción entre su reclamo de ser normal y su comportamiento real.

La meta eventual para lograr que la persona con esquizofrenia tome su medicamento, puede lograrse al acercársele de éstos modos. Antes de aceptar tomar medicamentos, las personas con esquizofrenia deben llegar al entendimiento de que sus vidas no están funcionando y que necesitan ayuda. Al seguir las indicaciones sugeridas, el equipo del realista puede ayudar a mover a la persona con esquizofrenia hacia la aceptación de su enfermedad con un mínimo de enajenamiento o incremento de la paranoia.

(B) Otros aspectos del tratamiento a largo plazo

(1) Ciclo/ Planicie y Crisis

Durante la sicosis, una persona con esquizofrenia pasa por un frustrante viaje como de montaña rusa donde se estabiliza en una planicie y luego cae en una crisis que acaba en hospitalización. Después de un periodo de hospitalización, la persona parecerá estar lo suficientemente bien como para salir y después vuelve a su planicie, solo para deteriorarse y caer en otra crisis y otra hospitalización. Para la familia y los amigos, este es un período dificilísimo puesto que no parece haber esperanza de recuperación. Hasta los momentos de estabilidad son engañosos, puesto que les sigue una crisis.

El ciclo que se experimenta comúnmente tiene unos aspectos que explican por qué las cosas suceden como suceden. Después de la hospitalización inicial, las personas con esquizofrenia nos damos cuenta de que estamos encerrados en un ambiente muy desagradable porque la gente piensa que estamos locos. A menos que estemos altamente psicóticos, somos capaces de ver esos aspectos en nuestro comportamiento que son percibidos como esquizofrénicos. Nosotros reconocemos que otras personas piensan que estamos locos, pero, intuiciones adecuadas y otros hechos reales y simbólicos nos dan la razón para pensar que estamos experimentando una realidad a la cual los otros están ciegos y que mal interpretan como locura.

Como queremos salir del hospital, tomamos la decisión de simplemente dejar el comportamiento por el cual la gente cree que estamos locos. Dejamos de hablarle a la gente de nuestras experiencias, decimos que no creemos en lo que realmente si creemos, y secretamente albergamos nuestros delirios. Para los demás, hemos mejorado, pero de hecho solamente mejoramos lo suficiente para fingir el comportamiento que los otros requieren de nosotros. Salimos del hospital con resentimientos hacia quienes nos rodean, deseosos de seguir nuestra aventura en busca de comprensiones místicas y soluciones milagrosas de nuestros problemas y los del mundo. Dejamos el medicamento, nos volvemos reservados y comenzamos el lento descenso hacia una nueva crisis.

El problema de albergar delirios crea una gran dificultad en métodos normales para lidiar con la esquizofrenia. Cuando empezamos a esconder nuestros síntomas, los demás pierden contacto con nuestro núcleo racional y las oportunidades de observarnos y ayudarnos se pierden hasta que la próxima crisis estalla. Nuestra paranoia se hace más poderosa y nuestra confianza en la familia y los amigos se pierde. El sistema médico, con sus puertas cerradas y sus poderosas drogas, se convierten en el enemigo que evita llegar a la meta de solucionar milagrosamente los enormes problemas.

En éste ambiente, el apoyo del mentor es muy importante. Las personas con esquizofrenia empiezan a asignar papeles buenos y malos a las gentes, dando a aquellos que tratan de darles medicamentos como los malos y aquellos que escuchan sus delirios y no los tachan de locos como los buenos. El mentor es alguien a quien la persona con esquizofrenia espera encontrar, un aliado en su búsqueda para la salvación personal y mundial. Si el mentor tiene éxito, muy pronto después del primer encuentro, la persona empezará a verter los delirios que ha albergado y empezará a hablar de las experiencias de alucinación. Este es, de hecho, el primer paso hacia la entera confianza y la recuperación total.

Durante estas fases iniciales, la persona con esquizofrenia querrá que el mentor experimente con soluciones mágicas. Esto es inofensivo ya que las soluciones probablemente no funcionarán consistentemente, y entonces proveerán evidencias para contradecir los delirios con el tiempo. Por ejemplo, la primera vez que tuve contacto con cierta persona con esquizofrenia, me contó que estaba investigando como aprender la manera de controlar el clima para salvar al mundo de la crisis del calentamiento global. Quería saber si podía usar su mente para partir las nubes en dos, porque había oído decir que era posible. Me pidió que lo ayudara. Acepté, silenciosamente esperando que las nubes se quedaran estables. Nos sentamos al exterior, tratamos de partir las nubes y fallamos. El resultado fue que él vio que podía confiar en mí para experimentar soluciones mágicas. Además como nunca mencioné este incidente a sus padres o a otros, aprendió que podía confiarme sus secretos. Una vez que pasamos esta fase de construir confianza, pude apoyar más haciendo el papel de intérprete de su comportamiento para sus padres y ayudándolo a permanecer calmado durante nuestras visitas.

(2) Sincronía - Pensar como una persona con esquizofrenia

Es un gran apoyo al trabajar con una persona con esquizofrenia pensar en conceptos místicos, como pensar que todo sucede por una razón, coincidencias con significados especiales, y sincronías como intuición y sueños proféticos. Estos conceptos subyacen muchas experiencias reales e imaginarias. Describen la realidad que observan las personas con esquizofrenia. Tanto si los demás desean creer que existe una base para estas creencias o no, familiarizarse con este modo de pensar ayuda a comprender a la persona con esquizofrenia.

Leer el libro de Jung "Los símbolos del Hombre" y la novela "La Profecía de la Celestina" ayuda a familiarizarse con el pensamiento que desarrollan las personas con esquizofrenia. A pesar de que no esté uno de acuerdo con las resoluciones místicas que se encuentran en ésta literatura, es importante no atentar una discusión para tratar de quitarle a la persona esas creencias. La estructura mística de la mente describe agudamente las experiencias que la gente tiene, y debatir ésta perspectiva enajenará a la persona con esquizofrenia. El revisar el anexo sobre alucinaciones le puede dar al lector una idea de las experiencias que tienen las personas con esquizofrenia. Dadas estas experiencias, esperamos que el lector pueda entender cómo la persona desarrolla naturalmente un pensamiento místico.

(3) Reconocer la buena semilla- Negociar creencias medulares rescatables

El equipo médico, la familia y los amigos deberán ver sus interacciones con la persona con esquizofrenia como una negociación de las creencias que pueden retenerse una vez que la persona acepte su diagnóstico. Para las personas con esquizofrenia, aceptar el diagnóstico significa entregar el derecho a definir la realidad para sí mismos y entregar su libertad de pensamiento a los demás. Este es un gran compromiso, uno que pocas de las gentes sanas harían voluntariamente.

Para acelerar este proceso, es importante ver la buena semilla en el núcleo de las creencias de la persona, reconocerlas y aceptar su validez. Mientras las creencias positivas fundamentales de la persona sean aceptadas por el equipo de tratamiento, la paranoia del individuo se reduce y la persona se vuelve menos aprensiva de entregar el control de su pensamiento a otros.

Muchas veces la llave a la recuperación está en que la persona con esquizofrenia revele sus secretos o maneje el intenso torbellino interno que se encuentra en el núcleo de sus dobles vínculos y dilemas. Cuando pasa el tiempo, proveer un lugar seguro para que este torbellino interno suba a la superficie servirá como base para una larga estabilidad y una recuperación a largo plazo.

(4) Medicamento y Alternativas

Es importante ser conscientes de que hay alternativas a la medicación que pueden tener éxito en el alivio de los síntomas de la Sicosis. Un fallo de la primera edición de este manual fue hacer caso omiso de este hecho. De hecho, hay tres modalidades generales de tratamiento de la Sicosis: no hay necesidad de medicación, la medicación necesaria y exitosa (lo cual es mi situación) y la medicación que tiene un éxito limitado. La solución de conflictos internos y externos de la persona son esenciales para el éxito de alternativas a la medicación. En mi opinión, éste es un enfoque donde la aplicación del material del capítulo sobre "Orientación para la Auto-Comprensión" se realiza durante la Sicosis así como también con el enfoque de Diálogo Abierto, se busca encontrar una resolución con la gente alrededor de la persona también. La elección de medicación contra la no medicación se discute en detalle en la segunda mitad del capítulo siguiente.

Para aquellos que quieran aplicar el material en este libro, sin usar medicamentos, le sugiero crear el equipo mentor / realista, como se sugiere, pero en este caso las etapas para el mentor comprehensivo terminan de manera diferente. En el comienzo de la sección del mentor comprehensivo, la 6a etapa implica sugerir el uso de medicamentos y la etapa 7a da el seguimiento a esta etapa. En lugar de esto, todos aquellos que no quieran usar medicamento deben tener una fase 6a en la que el mentor transmita a la persona en sicosis de que pueda estar alucinando. A medida que el proceso de explicar que la persona está alucinando se desarrolla, el mentor tendrá que hacer que la persona lea las reglas de verificación de la realidad en el capítulo sobre "La Estabilización con Medicamentos" y negociar acuerdos sobre cómo la persona puede comprobar sus experiencias para confirmar que se están o no se están produciendo en la realidad de consenso. Una vez que los hábitos de verificación de la realidad se establecen, el mentor y la persona en sicosis pueden proseguir con el material sobre "Orientación para la Auto-Comprensión" y tratar de desenmarañar la agitación interior que se proyecta en las alucinaciones y delirios de la persona. Conforme este proceso ocurre, los miembros realistas del equipo impulsarían la solución de problemas reales causados por la percepción errónea de los acontecimientos. Es importante que los realistas no presionen la solución de problemas de tal manera que exacerben la tensión dentro de la persona, sino más bien que busquen recordarle a la persona de la necesidad de lidiar con el mundo exterior como sea posible. Suponiendo que el equipo de tratamiento esté acuerdo, los realistas no tienen que promover el uso de medicina.

Cabe señalar que este enfoque alternativo se puede utilizar en personas que están usando medicamento pero que siguen teniendo algunos de los síntomas, incluyendo alucinaciones y voces. Al mismo tiempo, recomiendo que los que se han comprometido a no usar medicamentos, observen cómo la persona progresa sin medicación. Estar comprometido con un enfoque- Ya sea medicación sin consejo psicológico u otras opciones sin medicamentos-no ofrece una diversidad de opciones para la persona en Sicosis y por lo tanto limita el número de soluciones potenciales disponibles.

CAPITULO TRES: ESTABILIZACION CON EL MEDICAMENTO

Estabilizarse con el medicamento, como el ciclo de planicie y crisis, es muchas veces una serie de pasos repetidos durante la cual las personas con esquizofrenia aprenden a reconocer su enfermedad y desarrollan estrategias para enfrentarse con sus experiencias. La estabilidad se da a menudo durante los últimos ciclos de planicie y la crisis. Después de que el mentor ha establecido confianza y la persona y el mentor han hablado acerca de los problemas en la vida de la persona, es posible que el mentor hable de la necesidad de regresar a la "realidad de consenso". Esto se hace en parte señalando que aun cuando la persona pueda estar experimentando una realidad personal, también es parte de una realidad de consenso y necesita ser capaz de separar experiencias que son únicas para él, de las experiencias que todos los demás comparten. Una vez que esta discusión comience el mentor puede ayudar a la persona a darse cuenta de cuando está experimentando cosas que no son parte de la realidad de consenso y son considerados por otros como psicóticos.

A medio que esta discusión continua, la persona con esquizofrenia, empezará a hablar sobre sus alucinaciones, voces, y delirios en su propia terminología, similar a los significados paralelos de visión y alucinación y realidad personal y de consenso. El mentor juntará la forma en que una persona piensa de su enfermedad con la forma en que el realista piensa de la enfermedad, usando éste conjunto como una base para enseñar a la persona con el tiempo, que éstas experiencias están interfiriendo con su felicidad y evitando que su vida funcione.

Llevando a cabo éstos pasos, el equipo de tratamiento del mentor y del realista, estará trabajando para ayudar a la persona a reconocer su enfermedad como tal. La persona con esquizofrenia creerá que los episodios de alucinaciones le están mostrando una realidad más allá de la realidad comúnmente observada y apuntará a las experiencias intuitivas reales que soporte sus creencias. Es de mucha ayuda que el mentor reconozca cuándo ocurre una intuición certera, pero al mismo tiempo hablar con la persona sobre el hecho de que muchas de esas experiencias pueden ser "interferencias estáticas" que no tienen sentido o información errónea. Cuando las experiencias continúan, la persona se dará cuenta de que esto es verdad. Muchas de estas experiencias no parecen entenderse fácilmente y algunas serán muy desagradables. Con el tiempo, mucha gente con esquizofrenia llegará a darse cuenta de que están experimentando eventos que pertenecen a la categoría de alucinaciones y están interfiriendo con su vida.

Puede parecer que el proceso descrito es largo y más lento que simplemente hacer que la persona tome su medicamento. En su lugar, el diálogo establecido por el mentor, simplemente reconoce que el tiempo entre el diagnóstico y el compromiso de tomar el medicamento es largo pero intenta alcanzar el núcleo racional y hacer que la persona forme parte de su proceso de recuperación. El proceso del trabajo con la persona psicótica se apoya con la influencia calmada del mentor y permite más periodos de estabilidad y una cooperación más substanciosa de su parte. El método del mentor/realista también hace que la persona acepte el diagnóstico más fácilmente y aminora algunos de los efectos post-traumáticos de la psicosis.

A medida que el equipo y la persona con esquizofrenia trabajan para reconocer los varios aspectos de la enfermedad empezarán los diálogos sobre las voces y las alucinaciones y lo que el individuo puede hacer para manejar estos eventos. Ayudar a la persona a desarrollar una respuesta a estos eventos, incluso cuando esté de algún modo psicótica, es una manera de forjar una alianza entre el equipo de tratamiento y la persona. Trabajarán colectivamente sobre las experiencias para aminorar el impacto de los eventos en la realidad de la persona. Al continuar este proceso la persona estará desarrollando capacidades para manejar su enfermedad a largo plazo.

Alentar un chequeo de la realidad es una práctica importante; puede ser un plan de acción que involucra a una persona de confianza para verificar si algo que parece una alucinación o un pensamiento delirante es verdadero. Por ejemplo, cuando alguien atrás de una persona con esquizofrenia hace un ruido y nadie se da cuenta, es una buena práctica que la persona pregunte si alguien realmente hizo ese ruido. A medida que la gente con esquizofrenia se da más cuenta de sus experiencias, el chequeo de la realidad puede servir para enfatizar problemas potenciales e indicar la posible necesidad de incrementar o cambiar el medicamento. Puede también servir para ayudar a la persona a aprender a separar las experiencias de alucinaciones de aquéllas de consenso real.

Al continuar con el chequeo de la realidad, ayuda que el mentor discuta la necesidad de depender de otras personas de confianza para definir la realidad. Esto se aplica no solo a las experiencias que ocurren en este momento, sino también a las ideas que las personas con esquizofrenia han desarrollado en su realidad personal. Esta es una fase importante y duradera de la recuperación temprana, y una en la cual las responsabilidades de aquellos que definen la realidad no se deben pasar por alto. La persona con esquizofrenia tendrá naturalmente preguntas sobre la espiritualidad, religión, fenómenos síquicos, política y muchos otros temas de conflicto. La difícil responsabilidad de la persona en quien se ha confiado para definir la realidad, es responder honestamente no solamente con sus creencias personales, sino también con las creencias de los demás quienes están en el rango de personas "normales" o funcionales.

Las personas con esquizofrenia tendrán supersticiones y algunas veces creencias bizarras que surgen de sus experiencias. El impulso natural de las personas que están alrededor del esquizofrénico, es rechazar estas creencias directamente por miedo de perder el contacto con la realidad. Sin embargo acercarse al proceso de definir la realidad imparcialmente es muy importante sin embargo. Uno debe considerar especialmente si las creencias llegarían a dañar la recuperación, y proceder desde un punto de vista práctico y honesto acerca de lo que sería una ayuda para la persona. Estar dispuesto a meterse en nimiedades, discutir las filosofías y observar las creencias lejos de las propias perspectivas es importante para ser justo con las personas con esquizofrenia. Como resultado éstas serán capaces de reforzar su confianza en las personas a su alrededor y sacar a la luz muchos aspectos de sus realidades personales.

Después de que la persona ha aceptado con claridad su diagnóstico y dialoga al respecto con su mentor, ayuda que el mentor trabaje sobre las reglas para el chequeo de la realidad. Este proceso proveerá las guías que deberán aplicarse para el resto de su vida. Aunque parezcan raras para el pensamiento normal, aplicarlas a alguien que pueda tener alucinaciones en cualquier momento será muy claro.

Nada de lo que haya sucedido durante la sicosis se sabe que haya sucedido realmente.

Nada de lo que suceda estando sólo se sabe que haya sucedido realmente.

Cualquier cosa que suceda estando solo debe discutirse con otros como una posible alucinación y después ignorarla.

En cualquier momento en que la persona tenga una probable alucinación debe verificar la realidad con alguien que haya estado presente.

A cualquier hora que la persona esté sola y ocurra una probable alucinación, debe examinar la realidad tanto como sea posible. Por ejemplo, una vez cuando estaba solo, el radio se encendió repentinamente y tocó una canción, después se apagó. Me acerqué al radio, lo encendí y había un programa de noticias por lo que deduje que había tenido una alucinación.

Cualquier alucinación debe reportarse y discutir si debería de haber cambios en el medicamento.

Cualquier cosa que pueda considerarse una posible alucinación, incluyendo las experiencias durante una sicosis deberán eventualmente explorarse como experiencias simbólicas con un significado personal. La meta de esta nueva forma de acercarse a la realidad deberá ser para la persona: "Pudiera no saber si algo sucedió, pero lo que sí sé es lo que significó para mi".

Después de que la persona con esquizofrenia haya aceptado el diagnóstico y haya empezado a aplicar el chequeo de la realidad, y haya comenzado a permitir que otros definan su realidad, es importante discutir señas incipientes y fuentes de estrés. Para hacer esto es necesario que el equipo de tratamiento y la persona repasen los eventos de sicosis y encuentren los síntomas que ocurrieron anteriores a los ciclos de crisis. Para la mayoría de las personas las primeras señales incluyen insomnio, irritabilidad, y la creencia de que han descubierto una solución milagrosa para problemas difíciles. También incluyen síntomas más individuales. Uno de mis primeros signos precursores era que escuchaba tocar bandas de música, cuando no tocaba nadie.

Junto con el desarrollo de los signos precursores acordados, hay también la necesidad de identificar fuentes de estrés y encontrar la forma de minimizar estos factores. La mayoría de estilos de vida modernos contiene numerosas formas de estrés y crear relajamiento y protección del estrés tanto en la vida y en la familia parecerá difícil al principio pero después será de mucha ayuda para todos los involucrados. Una vez que el estrés se haya minimizado, adelantarse a futuras fuentes de estrés y prepararse para la posibilidad de la renovación de los síntomas es una buena práctica. Simplemente estar conscientes de que la persona necesita nutrirse a sí misma al enfrentar el estrés, es de mucha ayuda para prevenir las recurrencias. Tener un Plan de Acción de Recuperación del Bienestar (PARB) es también una manera sabia de prepararse para posibles dificultades.

En cuanto una recuperación temprana se instala, otro paso importante para la persona con esquizofrenia es extender el número de personas en quienes confiar. Deben empezar a hablar de las experiencias que tuvieron durante la sicosis. Esto le permite a la persona con esquizofrenia entender más profundamente aquello por lo que ha pasado y la diferencia entre alucinaciones, voces y la realidad normal.

También es importante que las gentes con esquizofrenia empiecen a compartir sus delirios con los demás. El proceso de des-aprender los delirios, es generalmente muy largo, algunas veces tomando hasta una década. Durante este tiempo es importante que la persona hable de sus delirios y los temas de su enfermedad mental para saber si sus creencias son todavía firmes. En algunos casos habrá creencias que tengan algún mérito, a pesar de que tal vez no de la manera que la persona pensó en un principio, mientras que puede haber otras que rechace completamente.

Un reto final en la recuperación temprana, es la tendencia de la gente con esquizofrenia de usar drogas recreativas. Mientras que algunas personas pueden continuar usando drogas o alcohol después de la recuperación inicial, muchas más tienen grandes dificultades al usar drogas. A pesar de esto, las personas tienden a querer divertirse y frecuentemente tienen amigos que lo hacen a menudo. Adoptar un proceso de mantener a la persona alerta sobre cómo las diversiones afectan los síntomas, es muy importante. Al mismo tiempo, la oportunidad de la persona con esquizofrenia de divertirse es muy común y la familia y los consejeros de ella deben estar conscientes de que finalmente es ella quien tendrá que reconocer los efectos negativos de una parranda sobre su recuperación.

En algunas situaciones, será necesario que la persona con esquizofrenia se una a un grupo de diagnosis dual que apoye la recuperación de la enfermedad mental y la adicción a las drogas. Aunque esto no sea necesario en todos los casos, los grupos de diagnosis dual sirven como una manera de obtener la voluntad necesaria para resistir las parrandas y por lo tanto mantenerse sano.

Medicamentos y Alternativas en los Estados Unidos

La cuestión de la utilización de medicamentos contra la no utilización es un tema muy debatido en la actualidad. Para mí, el debate que se está llevando a cabo en la actualidad es algo contraproducente por cuatro razones: 1) los medicamentos con certeza limitan o eliminan casi por completo las alucinaciones y voces, y son por tanto necesarios con algunas personas para aliviar los síntomas, 2) la medicación por sí sola es claramente ineficaz en muchas situaciones para permitir la recuperación total y la transformación de la vida de la persona y del mismo modo no se requiere en absoluto en algunas personas, 3) los defensores de los medicamentos y los defensores de no usar medicamentos a veces están generalizando lo que funciona en algunas situaciones a ser lo que debe hacerse en todas las situaciones, en lugar de tratar de encontrar un terreno común entre sí, 4) como resultado muchos enfoques complementarios que pueden ser combinados con la medicación, cuando el medicamento se necesita, son injustamente polarizados en torno a los dos extremos de "la medicación y nada más" o "todo menos-medicación." Estos dos extremos no sirven a la gran mayoría de las personas con esquizofrenia, quienes varían enormemente unos de otros en lo que se necesita para recuperar plenamente y transformar nuestras vidas.

El tratamiento de la esquizofrenia con alternativas a la medicación y sin el uso de medicamentos para toda la vida es posible, siempre y cuando la paranoia y delirios que causan daño a la persona y a los demás se desvanezcan. Los diferentes enfoques fuera del solo uso de la medicación son similares al tratamiento de la diabetes o el colesterol alto con dieta y ejercicio. Cabe señalar que a diferencia de la diabetes o el colesterol alto, las experiencias en la sicosis, cuando se tratan cuidadosamente y se integran en la vida de uno, puede tener efectos positivos (véase el capítulo sobre "Orientación para la Auto-Comprensión" como un enfoque). También es importante tener en cuenta que incluso cuando el medicamento funcione, se requiere algún tipo de enfoque complementario, que va desde el asesoramiento a la meditación a cambios en la dieta, a cambios de estilo de vida importantes, siempre es necesario. Así como el tratamiento de la diabetes y el colesterol alto con solo medicación no es prudente, el tratamiento de la esquizofrenia con la medicación por sí sola tampoco es muy eficaz. En su lugar, lo mejor es centrarse en la tipología comúnmente reconocida de tres: Algunas personas no necesitan medicamentos para detener los síntomas, y algunas tienen casi todos o todos los síntomas disminuidos por medio de la medicación y algunas tienen limitada la reducción de los síntomas con medicación. El ser consciente de las alternativas se mantiene en mente y es de gran ayuda cuando uno está buscando tratar a las personas con esquizofrenia

En la actualidad hay una serie de métodos complementarios que pueden ser utilizados en el trabajo con personas con esquizofrenia: Terapia Cognitivo-Conductual (TCC), Escucha-Empatiza-Acuerda-Empareja (LEAP por sus siglas en inglés), el enfoque sugerido en este manual y el Diálogo Abierto son todos medios para establecer diálogos con la persona que está alucinando. El Software Common Ground de la Dra. Pat Deegan y la Medicina Personal son también muy útiles. Los profesionales, familiares y amigos deben familiarizarse con todos ellos y deben verlos como herramientas complementarias en un conjunto de herramientas. Las diferentes técnicas se deben utilizar como mejor se ajusten a la situación. Viendo honestamente los recursos disponibles y las situaciones familiares y la comunidad alrededor de la persona son esenciales para trazar una estrategia exitosa para la recuperación. Mientras que algunas técnicas funcionan en algunas situaciones, éstas mismas técnicas pueden ser muy contraproducentes en otras. Ser flexible y trabajar con lo que funciona bien para la situación individual es la clave del éxito.

Diálogo Abierto, que es un enfoque de Western Laponia (norte de Finlandia), cuenta con altas tasas de recuperación y se encuentra en las primeras etapas de ser posiblemente introducido en los Estados Unidos. Este enfoque busca terapia individual y de grupo intensivo, en el hogar y la comunidad para aliviar los síntomas y devolver a la persona a su funcionamiento normal. El medicamento se receta sólo cuando otras alternativas han claramente fracasado. Simpatizo personalmente con el enfoque de Diálogo Abierto y lo considero una técnica potencialmente útil. Al parecer, desde mi perspectiva, trata de alcanzar los objetivos del capítulo sobre "Asesoramiento para el Auto-Entendimiento" con la persona y los que les rodean durante la sicosis, y por lo tanto apunta a una transformación de la confusión del grupo.

Aun así, me siento escéptico de que el Diálogo Abierto pueda ser fácilmente trasplantado en los Estados Unidos. Es importante reconocer que existe una notoria falta de recursos dedicados a servicios de consejería en este país. Teniendo en cuenta el presente recorte de fondos para estos servicios esenciales y la dependencia de la cultura de EE.UU. a la medicación sobre los cambios en el estilo de vida para casi todos los problemas relacionados con la salud, tengo dudas de que incluso los activistas más devotos y la evidencia más convincente, le den la validez al enfoque del Diálogo

Abierto para poder tener el financiamiento necesario para poder proveer estos servicios.

La zona occidental de Laponia es también muy diferente en historia y cultura de los Estados Unidos. En el oeste de Laponia, hay una continuidad de las comunidades y familias que tienen muchos siglos de una historia colectiva y armoniosa, mientras que Estados Unidos es una sociedad mayoritariamente de inmigrantes con una clara falta de continuidad en nuestras comunidades y familias. Del mismo modo, sospecho que la cultura en el oeste de Laponia, hace hincapié en la importancia de compartir y crear una identidad colectiva, mientras que la cultura de los Estados Unidos tiende a tener un enfoque individualista y el énfasis sobre quién tiene razón y quién tiene la culpa. Nuestra historia está marcada también por las invasiones europeas de la tierra, el sometimiento de los pueblos nativos y africanos, las guerras de expansión en las tierras pertenecientes a México y España, una guerra civil muy sangrienta, y por el legado de divisiones marcadas en raza, clase, política, religiones y credos. Estos factores, que pueden no ser agradables para nosotros de reconocer, crean un antagonismo en nuestras comunidades que hacen que el tipo de flexibilidad de la identidad requerida por el Diálogo Abierto sea más difícil de alcanzar. Al mismo tiempo, nuestras familias están también marcadas por los altos índices de conflicto y divorcio, el narcisismo, el trastorno, límite de la personalidad, abuso, adicciones y otros factores que hacen que la mitigación de síntomas mediante un Diálogo Abierto sea menos probable. Si bien es injusto decir que estos factores crean enfermedades mentales, la combinación de la falta de recursos de orientación y la falta de unidad y de flexibilidad en nuestras comunidades y familias, tienden a limitar la disponibilidad y la eficacia del enfoque de Diálogo Abierto en E.U en un futuro previsible.

Volviendo al posible uso de medicación, hay dos preguntas cruciales que deben examinarse para determinar si la persona en Sicosis puede solucionar su problema sin medicación: 1) ¿Pueden las tensiones y los conflictos subyacentes, tanto dentro como fuera de la persona, solucionarse lo suficiente que las alucinaciones y los delirios se puedan detener? 2) ¿La persona muestra signos de disminución en las alucinaciones y otros síntomas cuando los niveles de estrés son bajos? Si la respuesta a cualquiera de estas preguntas es no, la medicación es a menudo necesaria para detener los síntomas.

Al mismo tiempo, es importante reconocer que en algunos casos, eventos similares a la sicosis han tenido efectos positivos. Por ejemplo, hay muchos casos con material lúcido y en ocasiones muy popular que se deriva de conversaciones espontáneas, atribuidas a entidades espirituales, que van desde el Corán del siglo séptimo a lo contemporáneo de la Nueva Era Orin y series DaBen. Del mismo modo existen hechos de logros extraordinarios en estados alucinatorios incluyendo la visión profética de Toro Sentado durante la ceremonia de la Danza del Sol de Lakota, sobre la victoria de Lakota contra las fuerzas de Custer, y el lanzador Dock Ellis de los Piratas de Pittsburgh, que lanzó todo un juego sin hits en 1970 mientras estaba bajo los efectos de LSD. Sin embargo, aunque estos eventos indican los efectos positivos en estados alterados, es crítico entender que el mantenimiento de la salud y el bienestar de la persona que los experimenta son de suma importancia. La cuestión no es simplemente si estas experiencias son a veces válidas-que sin duda pueden ser-pero también ¿Mejoran la vida, salud y el bienestar de la persona? Si no- como suele ser el caso-los síntomas se disminuyen mejor por algún medio.

También es importante recordar que cuando una persona está tomando medicamentos, deben llevarse a cabo medidas cuidadosas para retirar lentamente la medicación si la persona así lo desea. Si se detiene repentinamente el uso de medicamentos anti-psicóticos, puede dar lugar a la reaparición de los síntomas, especialmente si la agitación subyacente y las tensiones, no se han resuelto. Por esa razón, cualquier decisión de retirar la medicación requiere de disminuir la dosis poco a poco y de evaluaciones regulares para determinar si la persona está lista para la siguiente reducción de medicamento.

CAPITULO CUATRO: REVISION DE LAS POSIBLES CAUSAS DE LA ESQUIZOFRENIA

En este punto dentro de este breve libro, nos hemos movido de la horrible comprensión de que un miembro de nuestra familia esta mentalmente enfermo a través de los ciclos de extrema sicosis y crisis, hacia el principio de las etapas de recuperación. Las breves páginas anteriores han cubierto un marco de tiempo el cual, en la más afortunada de las circunstancias, tomará por lo menos dos o tres años y en la mayoría de los casos más. En este punto de la recuperación, la familia y los amigos están exhaustos, la persona con esquizofrenia tendrá una frágil conexión con la realidad y el futuro será incierto. En estas circunstancias la persona con esquizofrenia está por lo general en una clase de discapacidad, viviendo en la casa familiar o en una casa especializada y estará sufriendo del trauma post-sicótico.

En muchos casos, la gente no caminará más lejos hacia el camino de recuperación. Nos quedamos impasibles, inseguros de nosotros mismos y estamos incapacitados o no queremos tomar los pasos necesarios para recobrar una vida mayormente normal. Yo personalmente creo que mucha gente con esquizofrenia puede regresar a la corriente dominante de la sociedad y vivir una vida tan llena o más llena que la mayoría de la gente sin esquizofrenia. La clave para la persona con esquizofrenia, una vez completamente estabilizada y observando las reglas de percepción para una persona con esquizofrenia, es revisar el torbellino y la confusión que marcaron ese periodo de tiempo. Para hacer esto es necesario examinar las posibles causas de la esquizofrenia para llegar a un entendimiento más claro de la relación entre sicosis y realidad.

Mi revisión de estas ideas no es para argumentar que una sola posibilidad cubre todos los casos de esquizofrenia que existen. En su lugar, se sugiere que cada posibilidad puede ser la causa o una de las causas con las que una persona con esquizofrenia se encuentra. Cuestionar que hay una sola causa de esquizofrenia que puede ser aplicada a todas las personas es involucrarse en lo que para mí es un juego del Ego a través de las ideas. Cae en la trampa de creer que la teoría predilecta, cualquiera que sea, es la única explicación correcta y que las otras teorías de con quien uno no está de acuerdo son equivocadas. Yo pienso que cuando una persona con esquizofrenia entra a un hospital para tratarse, no hay ninguna manera que el equipo de tratamiento determine qué es lo que realmente causó la esquizofrenia. Con el tiempo es posible hacer conjeturas acerca de las posibles causas de esa persona individual, pero hacer una suposición sobre las causas de todos los casos de esquizofrenia, sería sobre simplificar una enfermedad muy compleja. También puede potencialmente eliminar los tratamientos que pueden o podrían ser muy favorecedores para ayudar a la persona recuperarse. Por ésta razón las causas sugeridas aquí abajo, debe tomarse cada una como causa posible o cada caso debe ser examinado para ver cuál o cuáles causas parecen ser las más acertadas en esa instancia.

Caso I: Determinante Genético

La primera causa posible de esquizofrenia es que hay un gen que ocasiona la enfermedad. En este escenario, la esquizofrenia es un rasgo heredado a través de varias generaciones. El argumento en esta posibilidad tiene dos lados. Como la esquizofrenia puede tratarse con terapias de químicos, es probable que tenga una base física en el cuerpo y como se ha descubierto que la esquizofrenia se encuentra en hijos de personas con esquizofrenia, hay la posibilidad de que sea heredada.

Sin embargo hay ejemplos de gemelos idénticos, en el que uno tiene esquizofrenia y el otro no.

Esto indica que en algunos casos, debe de haber factores ambientales, variando desde enfermedades hasta estrés sicológico, que pueden disparar la esquizofrenia. Es posible que haya una potencialidad genética que viene a desplegarse solo cuando el estrés ambiental llega a cierto nivel.

Caso II: Trauma extremo

Cuando uno se familiariza con las historias de las personas mentalmente enfermas, algunas sobre la vida temprana de los pacientes son horribles. En mi propia experiencia, he escuchado gente con esquizofrenia y otras enfermedades mentales relatar sus infancias de tan extremo abuso y trauma, que solo escucharlas fue sobrecogedor. He escuchado gente rememorar abusos inauditos que dañarían la salud mental de cualquier adulto normal y que obviamente dañó horriblemente la salud mental del niño. En estos casos, hay una razón muy profunda para creer que literalmente estos niños fueron llevados a la locura a través del abuso que recibieron.

Al trabajar con estas personas desafortunadas, la medicina puede muchas veces ofrecerles una cierta medida de recuperación. Sin embargo es crítico que su sufrimiento personal sea reconocido y aliviado de alguna manera. No es efectivo tratar a estas víctimas solo con medicamentos pues faltaría reconocer sus necesidades como sobrevivientes de un tremendo dolor.

Caso III: Una persona Sensible en un mundo Brutal

En el tercer caso, existe una combinación de personalidad y ambiente que tiene como consecuencia la pérdida individual del contacto con la realidad. Esta combinación que parece bastante común entre las personas con esquizofrenia que he conocido, es un caso en que son muy sensibles, soñadoras y artísticas y tienen un trauma que no pueden enfrentar exitosamente. El origen de éste trauma puede venir del seno de la familia o de la comunidad y otras fuentes. Yo creo que éste es el caso que acredita mi esquizofrenia.

Es importante notar que la cantidad de traumas que una persona encuentra, pueden no estar fuera del rango de la normalidad. Por ejemplo, es posible que una persona pueda venir de una familia donde uno o ambos padres sean alcohólicos, o el padre pudiera ser veterano de guerra con traumas severos, o que los padres tengan conflictos pero decidan seguir casados por el bienestar de los hijos. Todas estas familias entran en el rango de las tribulaciones y penas normales de la vida, sin embargo estas condiciones de dolor emocional de larga duración y sin solucionar pueden ser el centro del remolino en una persona sensible y con una personalidad vulnerable. Mientras que otras personas pueden mantener una fachada mental medianamente saludable, esta persona no puede resolver estas cuestiones. Para lograr progresar, es esencial que estos temas se saquen a la superficie y que alguna forma de resolución se lleve a cabo, aun cuando los problemas dentro del seno de la familia de la persona o su sociedad sean menos severos que los problemas de la familia o de la comunidad de los siquiatras o de los consejeros.

Es importante entender la manera en la cual una personalidad artística y soñadora se mezcla con el remolino emocional alrededor de él o ella para crear el eje de los problemas sicológicos que tiene que manejar. En el caso del grupo de mis símiles esquizofrénicos con quienes trabajé, la mayoría éramos hombres artísticos de una forma u otra, como músicos, escultores, escritores de prosa o poesía. En muchos de nuestros casos, nuestras infancias estaban inmersas en constantes manifestaciones de alcoholismo, abuso, incesto y una que otra combinación de trauma que claramente nos afectó. Como resultado de estas combinaciones desarrollamos dobles vínculos, heridas y secretos que aumentaron la tragedia de nuestras vidas y de los cuales tratamos de escapar a través del arte y la imaginación. Empezamos a girar hacia las fórmulas mágicas para escapar de nuestras vidas, y a través de la comprensión errónea de los eventos místicos, perdimos el contacto con la realidad.

No puede ni debe decirse que los problemas alrededor nuestro tuvieron como resultado que nos volviéramos esquizofrénicos. Debe decirse, sin embargo, que ésta es la descripción del descenso hacia la locura para nosotros y que para la total recuperación del trauma de ésta, las cuestiones de familia, sociedad y problemas mundiales deben reconocerse y de alguna manera resolverse y sanarse. Para la gente dentro de ésta categoría de orígenes, su progreso requiere la solución de severos problemas en nuestro pasado y algunas veces en nuestras vidas de hoy.

Caso IV: Otras Posibilidades

Al considerar las posibles causas de esquizofrenia, es importante no dejar fuera las causas menos comunes. La posibilidad de un virus, alguna forma de daño cerebral y otros tipos de lesiones tendrán que considerarse. Si una persona no parece tener mucho estrés o traumas en su ambiente y no tiene un historial familiar de enfermedades mentales, otras posibles causas deben de considerarse. En el tratamiento de la esquizofrenia es importante pensar en una variedad de maneras de controlar la enfermedad lo mejor posible.

Un ejemplo de una solución inaudita de esquizofrenia se encuentra en el trabajo autobiográfico de la Doctora en Medicina Carol North, "Bienvenido Silencio". En éste caso, la autora es una siquiatra y una persona que sufrió esquizofrenia y que se alivió con diálisis, un tratamiento experimental que ya no se lleva a cabo. En éste caso, los síntomas de la esquizofrenia aparentemente los causó la sangre viciada de la mujer. Justamente así como este raro caso se solucionó de manera que no ha sido exitosa para otras personas, vale la pena explorar otras opciones. Al asumir que un caso de esquizofrenia lo causó un factor en lugar de otro, debería seguirse el tratamiento solo si está funcionando basándose en ésa teoría. Siempre y cuando la persona con esquizofrenia esté padeciendo esa enfermedad, el equipo responsable debe considerar todos los medios posibles para aliviar las contrariedades causadas por la enfermedad.

CAPITULO CINCO: ORIENTACION PARA LA AUTO COMPRENSION

En este momento las terapias sicológicas para la persona post sicótica no están suficientemente prescritas y tienden a evadir profundamente el tema del post trauma y su relación con los delirios y alucinaciones que tuvo durante la sicosis. Muy a menudo, los avances de los medicamentos se han emparejado con la falta de enfoque en el apoyo sicológico a la gente con esquizofrenia, dejando a muchas personas con traumas y cuestiones sin resolver. Después de muchos años de luchar para restaurar en la persona un asidero en la realidad, el impulso para hacer mas avances se pierde. Como resultado, frecuentemente se abandona a las personas con esquizofrenia a enfrentarse a los problemas de su vida ellos solos.

El apoyo sicológico para la gente post sicótica es tan esencial como el medicamento. Para apoyar a una persona post sicótica, puede ser de mucha ayuda seguir las sugerencias a discutirse abajo, para mover a la persona con esquizofrenia de la confusión y vulnerabilidad hacia la claridad, renovando su perspicacia y fuerza personal. Si las recomendaciones son exitosas, la persona tendrá un mejor entendimiento de sí mismo y de las personas a su alrededor, que la mayoría de las personas mentalmente sanas, que nunca han recibido apoyo sicológico.

Apoyo sicológico individual y en grupo

Después de que la persona ha aceptado claramente su diagnóstico y se ha comprometido a tomar sus medicamentos, los primeros meses de la terapia deberán estar enfocados en las nuevas perspectivas del individuo y en el manejo de los proyectos para enfrentarse a la vida como una persona con esquizofrenia. Al paso del tiempo, la persona será capaz de reflexionar sobre sus experiencias durante la sicosis. Las terapias personales y de grupo apoyan inmensamente a llevar a cabo estas reflexiones. El propósito de estas terapias será primero establecer las reglas de la percepción para la esquizofrenia y restaurar algún sentido de calma y estabilidad en su vida y su familia. Después de esta fase, las terapias se podrán mover hacia temas más complejos.

La terapia privada es importante porque permite a la persona empezar a hablar de temas que sería incapaz de discutir con otros, incluyendo su familia y amigos. La persona o personas que hacen el papel de mentor durante la sicosis estarán en la posición más confiable para ser el consejero, aunque podría no ser un consejero profesional. Incluso si el mentor no fuera un consejero profesional, él o ella deberían seguir en contacto con la persona por varios años después del regreso a la salud. Durante éste tiempo el mentor deberá esperar y alentar a la persona a hablar de sus experiencias durante la sicosis y cualquier posible relación entre la vida real del individuo y sus alucinaciones y delirios.

Los consejeros, tanto profesionales como mentores, deben estar preparados para ocuparse de un número de fases en la recuperación inicial. Una de estas fases es una tendencia de su parte a ser naïve e inocente. La esquizofrenia está marcada por un enfoque en grandes ideas sobre la espiritualidad, la vida, la realidad y otros pensamientos abstractos. El regresar al mundo cotidiano y terrenal causa confusión en las gentes con esquizofrenia, quienes a menudo tratarán de entender eventos cotidianos en términos de símbolos universales. Mientras muchas de estas ideas de alto nivel parecerán absurdas o demasiado idealistas para los ajenos, las ideas de las gentes con esquizofrenia son los primeros intentos para ligar sus experiencias durante la sicosis con la realidad de sus vidas. Estas ideas son muy importantes para las personas en recuperación, porque representan los primeros esfuerzos para traer sus secretos personales y su intuición durante la sicosis a sus vidas diarias. El apoyo siquiátrico para co-

nectar las grandes ideas de la gente con esquizofrenia a su vida personal y mostrar como estas
grandes ideas tienen un significado para el individuo, es una parte importante para la transición
al pensamiento normal. Tratar de demostrarles
que lo que se aplica a ellos y a su vida personal
puede no aplicarse a los demás es más difícil. Esto
requiere paciencia de parte de los consejeros y debe de aplicarse desde la perspectiva de que mientras que la persona con esquizofrenia no esté des-
plazando ira o mostrando hostilidad hacia la gente inocente, las grandes ideas de su filosofía, deben respetarse como un elección personal. Es importante no empujar demasiado lejos a la gente
con esquizofrenia que esté en la etapa inicial de
recuperación, cuestionándoles sus creencias, pues
estas creencias contienen las semillas de su nueva
identidad.

Durante la etapa inicial de recuperación, las
personas con esquizofrenia son a menudo muy in-
genuas y confiadas en su interacción con los demás. Sutilezas en el significado de las palabras,
como sarcasmo, dobles sentidos, exageraciones y
otras maneras numerosas y comunes de expresar-
se, con frecuencia no los entienden los individuos
que acaban de encontrar la salud mental. Como
resultado, las personas estarán inclinadas a mal
interpretar las ideas de los otros, muchas veces
tomando seriamente las aseveraciones y acciones
que no tienen una intención seria. La gente con

esquizofrenia puede tomarse las cosas muy en serio aunque no sean más que las exageraciones y las bravatas de las conversaciones diarias. También somos vulnerables a los acosos de la gente grosera que toma ventaja de nuestra ingenuidad para su provecho personal. Por esta razón es conveniente que en los primeros dos años de la recuperación inicial se mantenga un ambiente de protección para la persona con esquizofrenia ya llevar un constante diálogo con nosotros acerca de nuestras interacciones diarias con la gente.

La gente que es post-sicótica, tiene tendencia a la depresión. Es muy importante estar alertas y encontrar los medios de reducirla si es que se presenta. Cuando despertamos a nuestra realidad durante el principio de nuestra recuperación, hay numerosos choques desde el trauma de la experiencia sicótica y la aceptación de nuestra vulnerabilidad, hasta enfrentar una situación de la vida que puede estar peor de que cuando empezamos con los síntomas. Muchas veces estamos empobrecidos o incapacitados, y nos enfrentamos a un camino largo y lleno de retos para retomar la vida que mucha gente normal en los países industrializados la dan por hecho. Enfrentar los retos de nuestra nueva vida es impresionante, especialmente cuando está ligada a los golpes devastadores en nuestra autoestima ocurridos después de haber reconocido que no podemos confiar en nuestras propias percepciones.

Para seguir adelante después de haber vuelto de la sicosis se requiere recobrar nuestro sentido de realidad y descubrir que podemos lograr metas a pesar de nuestra enfermedad. Mientras que inicialmente podemos creer que nuestra vida nunca será la misma, tomando pacientemente un paso tras otro hacia el regreso a una vida normal es realmente la clave. Al paso del tiempo somos capaces de alcanzar objetivos solos y un renovado sentimiento de confianza se recobra y el riesgo de la depresión aminora. Sin embargo esto tomará años para lograrse.

Seleccionar los Delirios/Alucinaciones para lograr Introspecciones/Intuiciones Exactas

Las terapias sicológicas mencionadas arriba son muy comunes para las personas que están surgiendo de una sicosis. Lo que no es muy común, pero muy importante, es repasar las experiencias durante la sicosis y apartar las creencias falsas y las alucinaciones de las reflexiones verdaderas y las intuiciones auténticas. Este es un proceso muy complejo. Para la mayoría de los consejeros, la idea de que puede haber creencias reales que ocurren durante la sicosis, es un concepto extraño, pero para aquellos que han realmente experimentado la sicosis, frecuentemente llegamos a entender que algunas de las ideas que desarrollamos durante la sicosis tienen una base sólida en nuestro mundo personal. Extraer la estática de las introspecciones es básico para retomar una percepción más verídica de nuestro mundo y reforzar nuestra recuperación. Es esencial también alcanzar un control sobre los dobles vínculos, contradicciones y traumas que están en el fondo de muchas de nuestras experiencias y resolverlos para poder seguir adelante con nuestras vidas.

El primer paso para aconsejar a las personas en esta fase es permitirles hablar sobre las experiencias sicóticas y qué significado tuvieron éstas para nosotros. A menudo tenemos ideas acerca de la relación entre nuestra vida personal y los delirios y alucinaciones que tuvimos durante la sicosis. Muchas veces nos falta claridad para determinar donde la realidad termina y nuestra imaginación comienza. También necesitamos ayuda en conectar las voces y contradicciones de la gente alrededor nuestro y de nuestros sentimientos con las experiencias verdaderas e imaginadas durante sicosis. A menudo nos falta entender cómo la historia de nuestra vida personal ha creado nuestras experiencias muy personales y simbólicas durante sicosis y tendemos a universalizar nuestras experiencias únicas. Aun así, observando la experiencia post- esquizofrénica como un potencial tesoro escondido de auto comprensión y comprensión de nuestras experiencias, ayudará enormemente al asesor a auxiliar a la persona en terapia.

Después de una libre discusión sobre las experiencias e ideas durante la sicosis, se puede intentar determinar cuáles son experiencias reales y cuáles alucinaciones. Hacerlo a través de la verificación de las personas que estuvieron presentes durante los episodios o a través de pláticas con otros acerca de la vida de las personas, puede ayudar a la persona a comprender qué fue real y qué fue imaginado. El enfoque no debe de ser sobre de si estas experiencias pueden o no ser verificadas, sino en el significado que tienen para la persona en la historia de su vida.

El siguiente paso es vincular las percepciones con la historia verdadera de la persona e identificar el significado de esas percepciones. Es importante recordar que los delirios son a menudo expresiones poéticas de cómo la gente se siente acerca de sus vidas. Las ideas deben ser examinadas por su contenido emocional y lo que explica sobre el ser interior. Eventos reales del pasado pueden descubrirse como la base de muchos delirios y obsesiones durante la sicosis. Conectar la realidad con la sicosis es de mucha ayuda para volver a integrar a la persona en la realidad. También refuerza la salud mental ayudándonos a tomar la rienda del significado real de nuestras experiencias sicóticas.

Revelar Secretos y Traumas

Muy seguido los núcleos centrales involucran secretos y traumas guardados durante mucho tiempo y con los cuales la persona ha encontrado muy difícil vivir. Llegar a tomar alguna solución respecto a estos secretos y el impacto que han tenido en la persona es muy a menudo la clave para restaurar el individuo a un estado normal de salud mental, aunque esté medicado. Los secretos y traumas pueden involucrar problemas que no pueden resolverse en la familia, sociedad o el mundo y por lo tanto requerirán que la persona resuelva éstos problemas a través de la aceptación de situaciones difíciles. La clave es ayudar a la persona a encontrar la manera de que no se sienta controlada o victimizada por las situaciones ocultas, ignoradas o sin resolver previamente.

Manejar los secretos y traumas muchas veces coloca al consejero en un doble vínculo. Frecuentemente los problemas dentro de la familia o la sociedad/comunidad son descubiertos e involucran a las mismas personas que heroicamente rescataron la vida del cliente durante su sicosis. Es más, los problemas en la familia o comunidad pueden no ser percibidos como una dificultad por los mismos, pero pueden ser la fuente de profundas contradicciones y conflictos internos para la persona. En algunas familias o comunidades problemáticas la persona en recuperación será el chivo expiatorio y el diagnóstico equivaldrá a ser una molestia permanente. En estas situaciones el requerimiento de que una persona con esquizofrenia viva en un ambiente positivo y emocionalmente saludable se interpreta como una carga para la gente que vive "feliz en su miseria". Por el otro lado, para las familias y otras personas que están dispuestas a crecer, la recuperación puede representar un renacimiento paralelo dentro de una forma más sana y amorosa de vivir. En cualquier caso, para la persona, sanar, revelando los secretos y traumas de su vida, debe ser el primer paso en el desarrollo de su independencia del torbellino interior y exterior.

En algunos casos, como cuando la esquizofrenia está directamente relacionada con un trauma extremo o con un conflicto habitual en la familia o sociedad, es importante para la persona con esquizofrenia desarrollar reglas y condiciones que la protegerá de cualquier otra dificultad. Esto puede significar apartarse de aquellos que son abusivos o dañinos y establecer un grupo de apoyo de amigos y asesores para reforzar su nueva resolución. Esto es especialmente importante porque el contacto con la gente, lugares y cosas que causaron el trauma a menudo incrementa los síntomas de la esquizofrenia y puede hacer más difícil la reconstrucción de la vida de la persona.

Independientemente de los orígenes, los secretos y los traumas son temas básicos que necesitan sanarse para acceder a una recuperación total. En parte, esta sanación implica la conexión de secretos, trauma y la verdadera historia de la vida a las experiencias durante la sicosis y en parte esta sanación vendrá por la creación de una nueva vida que maneje estos problemas de una forma realista y saludable.

Enfrentar los Defectos de la Personalidad y Resolver los Conflictos Internos

Las personas con esquizofrenia, como cualquier otra, muchas veces tienen una o más fallas de temperamento severas. A diferencia de otras personas, experimentan angustias y conflictos precisamente por éstas faltas de carácter, especialmente durante la sicosis. Así como las personas con esquizofrenia son más sensibles a los bullicios y problemas que otros, los conflictos internos y las contradicciones causados por las faltas de carácter pueden causar disturbios a las personas con esquizofrenia más que a otras personas. Al mismo tiempo los problemas de la sicosis y los desequilibrios químicos pueden exagerar las fallas en el carácter y hacer más difícil el manejarlas. En ambos casos, justo como los secretos y los traumas necesitan llegar a la superficie para ser resueltos, las fallas de las personas con esquizofrenia deben salir a plena vista y resolverse exitosamente. A diferencia de otras personas, la mayoría de las personas con esquizofrenia no podemos manejarnos bien en la vida si tenemos un conflicto interno acerca de nuestro carácter.

Para manejar las fallas en el carácter en las personas con esquizofrenia, ayuda hacer un eslabón entre secretos, traumas y estas fallas con la angustia, percepciones y conducta durante la sicosis. En algunos casos la conducta estará relacionada con esfuerzos para encontrar soluciones mágicas a los fracasos reales o imaginarios. En otros casos, sentimientos de culpa o de persecución darán salida a acciones paranoides o auto destructivas que tienen sus orígenes en las fallas personales que las gentes perciben en ellas mismas. Al asociar los conflictos internos y problemas con los síntomas sicóticos, las personas con esquizofrenia pueden ver que están trabajando en la solución de estos conflictos en su propio modo, inclusive durante sicosis.

El segundo paso para manejar las fallas en el carácter de las gentes con esquizofrenia, es encontrar la relación entre trauma, guía mediocre y otros problemas de la infancia con las fallas en el carácter que se han desarrollado en el individuo. El ver éstas fallas como parte del problema básico que se exageraron y abrumaron durante la sicosis, ayuda a hacer el proceso de recuperación un proceso de renovación espiritual también.

Una vez que las dificultades que incomodan a la persona han sido reveladas en su totalidad y la historia personal que habla de su vida interna se ha establecido, el consejero y la persona con esquizofrenia necesitan establecer una agenda para resolver las inquietudes. Aceptar los problemas internos reales o percibidos también significa resolver estos asuntos para que los dobles vínculos y contradicciones internas sean resueltos exitósamente.

Conversiones Religiosas y Rigidez

Es bastante común que las personas con esquizofrenia y otras personas con enfermedades mentales tengan conversiones religiosas durante y después de la sicosis. Estas son a menudo marcadas por una rigidez en las creencias y a una tendencia a querer que las personas a su alrededor se conviertan a su forma de pensar. La rigidez puede estar también conectada a rituales y otros comportamientos que la persona mentalmente enferma insiste en hacer con un compromiso que parece obsesivo. Estas conversiones religiosas pueden llegar a ser una carga para los miembros de la familia y otras personas, quienes temen que estas conversiones religiosas llevarán a la persona con esquizofrenia a futuros problemas.

Para entender la conversión religiosa es importante reconocer que las personas mentalmente enfermas frecuentemente carecen de fuerza de voluntad y presentan numerosas adicciones, problemas de conducta y fallas en su personalidad. Estos problemas frecuentemente son tan severos como la enfermedad mental en si, como extremos en el abuso de substancias, actitudes iracundas, sexuales y otros comportamientos peligrosos. La persona mentalmente enferma muchas veces es consciente de estos problemas y desea cambiar, pero le falta la fuerza de voluntad para alcanzar esta meta. Conversiones religiosas exitosas traen consigo cambios casi milagrosos en estos comportamientos, dando a la persona rápidas, y potencialmente permanentes fuerzas para ponerle fin a las actitudes negativas y a las adicciones. A estas condiciones las reemplaza un elevado pensamiento religioso, rituales frecuentes y la lectura de textos religiosos y espirituales así como el cambio de grupos sociales que sean compatibles con su nueva identidad. Estos cambios parecerán a la persona mentalmente enferma como la prueba esencial de la realidad de su religión.

A pesar de la rigidez asociada con las conversiones religiosas, éstas son un proceso a través del cual la persona mentalmente enferma está metafóricamente expresando su nueva identidad y a menudo ayuda a la persona a desarrollar su fuerza de voluntad para volverse relativamente funcional dentro de la sociedad. A pesar de la rigidez de la conversión y la tendencia a escoger religiones y prácticas espirituales secundarias, mientras que ésta no abogue por el abuso personal, violencia o extrema intolerancia en contra de otros grupos, el cambio es muchas veces para mejorar. Las personas cercanas a la gente mentalmente enferma, deben tener cuidado de que las otras personas de la misma religión no se aprovechen de su vulnerabilidad y los dominen o controlen a través del culto, pero sobre todo la técnica deberá ser similar al que se sigue cuando una persona está en sicosis. Primero se debe encontrar la buena semilla en el problema examinando cómo los cambios en el comportamiento ayudan a la persona mentalmente enferma a manejar las adicciones, secretos y fallas de carácter. Segundo, uno debe ver las discusiones como situaciones donde uno está negociando con la persona mentalmente enferma sobre las creencias que conservará a largo plazo.

Mientras que la conversión inicial está marcada por rigidez en las creencias y el comportamiento, según la persona con esquizofrenia vaya estando más segura de su nueva identidad y forma de vida, será más flexible y más fácil de tratar. Después de que haya pasado seis meses o un año, aquellos alrededor de la persona pueden empezar el proceso de buscar compromisos que hagan menos exigente el comportamiento para la persona, familiares y amigos. Mientras tanto numerosas actitudes positivas se notarán en la persona mentalmente enferma.

Es importante entender que aunque los cambios puedan ser extremadamente útiles, éstos no

---

reemplazan la terapia o la sanación del trauma. Los cambios de comportamiento asociados con conversiones religiosas no tienen una base firme mientras que el trauma escondido bajo las adicciones y los defectos del carácter continúe sin sanar. Por ésta razón se requiere la terapia sicológica para la persona post-sicótica. De la misma manera a pesar de los cambios casi milagrosos en las adicciones y comportamientos negativos, el medicamento es normalmente necesario. Las conversiones religiosas que suceden durante la sicosis no perduran precisamente por esa razón.

Al mismo tiempo también es importante darse cuenta de que las conversiones religiosas pueden provocar notables, rápidos y provechosos cambios en las adicciones y el comportamiento antisocial. De hecho en algunos casos estas conversiones pueden provocar cambios más sólidos y veloces en estos comportamientos que ninguna técnica usada hoy en día por los consejeros. Por ésta razón estos cambios deben y tienen que respetarse como una solución individual de la persona mentalmente enferma, a los dobles vínculos y comportamientos negativos que están en lo profundo de los delirios y miedos de la persona. Aun si la persona con esquizofrenia eventualmente deja de seguir esa religión, muchas actitudes y comportamientos positivos derivados de los valores y las creencias de la religión permanecen en él o ella.

Como el cambio de religión es la respuesta única y simbólica a los problemas y tribulaciones del individuo, la conversión religiosa debe originar en la persona mentalmente enferma. Las personas religiosas que se encuentran alrededor de la persona sicótica o post-sicótica pueden intentar convertir a la persona a su religión, pero en muchos casos resulta un cambio inefectivo cuando mucho, porque la conversión tiene lugar antes de que la persona con esquizofrenia haya tenido los cambios internos necesarios y aun mas importante, porque la conversión no formula la solución única a los dobles vínculos y el trauma de la persona.

Adquirir Paz Interna

Para que la persona con esquizofrenia encuentre paz interior es esencial el mantenimiento de un estilo de vida saludable y feliz.Para lograr esto la persona debe resolver los secretos, trauma y posibles problemas de carácter (personalidad) que forman el núcleo de confusión que se exagera y sobresale durante la sicosis. Al identificar la verdadera historia que creó las bases de los conflictos internos de la persona, al conectar estos delirios y alucinaciones que experimenta durante la sicosis y al resolver éstos problemas en la terapia post-sicótica, se creará un significado y una fuerza a partir del proceso de la esquizofrenia.

El estar forzada por la esquizofrenia a manejar y enfrentarse a los problemas de la vida real, hace que la persona sea más fuerte, mentalmente más saludable y más comprensiva de la condición humana que alguien quien nunca ha tenido asesorías. Al resolver los traumas, secretos y conflictos internos, la persona puede pasar por los problemas ordinarios con los que la mayoría de personas viven como parte de sus vidas normales y en lugar de esos problemas puede lograr fuerza y paz interior. Esta meta de la terapia hace que la persona pueda regresar a vivir en sociedad con un renovado sentido de vigor y capacidades, con una mayor comprensión y con una perspicacia sobre los problemas internos que afectan a muchas personas, esquizofrénicas o no.

Poner en práctica costumbres que nutren a la persona emocionalmente, como hábitos agradables y relajantes, es parte de lograr la necesaria paz interior. Cuando la persona aprende qué cosas lo alteran y es mejor evitarlas y cuáles son placenteras y ayudan a fortalecer su espíritu, la paz interior se vuelve más que una idea fija. Se convierte en una condición permanente mediante la cual la persona logra la paz por un largo periodo de tiempo y entonces conserva las prácticas que nutren esa paz durante los momentos de estrés y problemas.

Para ayudar a este proceso, el consejero debe alentar a la persona con esquizofrenia a establecer prácticas regulares que promuevan paz, calma y proporcionen goce. Localizar qué es lo que turba a la persona y trabajar para reducir o eliminar esas cuestiones de su entorno ayuda a mantener un ambiente tranquilo y calmado. Cuando el hogar de la persona sea una base pacífica para moverse hacia el mundo exterior, la persona puede enfrentarse a más presiones diarias con poder y fortaleza. Al hacer esto la persona desarrolla la fuerza para vivir predominantemente una vida normal, idealmente dentro de la sociedad normal.

Alcanzando una Solución Terapéutica

La obra de Paris Williams en su tesis doctoral sobre las personas que han experimentado la sicosis, proporciona detalles importantes sobre la sicosis como parte de un viaje de vida. Viendo la experiencia sicótica como si tuviera un propósito espiritual, similar al viaje de un héroe en los mitos alegóricos, su obra analiza los viajes de seis personas que han cambiado por su Sicosis.

Al analizar los casos de estudio que se presentan en el trabajo, me parece que existen diferentes tipos de sicosis de tema y ubicación de experiencias. Por ejemplo, un hombre llamado Trent en el estudio, experimentó una misión mesiánica para salvar a la humanidad entera, el tema fue una jornada heroica y mesiánica, y la ubicación de sus creencias era en toda la humanidad y el mundo entero. En otro caso, una mujer llamada Cheryl experimentó el tema del auto-odio extremo, especialmente centrado en su falta de valor como pareja y miembro de familia. En el tercer ejemplo, un hombre llamado Byron experimentó un viaje heroico, pero la ubicación de sus experiencias fue en reinos espirituales, haciendo de su Sicosis como un proceso visionario.

En estos casos, es útil pensar que estas experiencias expresan las necesidades sin respuesta en lo profundo de la persona. Los temas y lugares diferentes de la Sicosis pueden proporcionar claves sobre los cambios en la vida real que pueden brindar soluciones terapéuticas a estas necesidades sin respuesta. En el caso de las personas que sufren de auto-odio, la búsqueda de un medio por el cual se pueda modificar radicalmente su percepción de sí mismas para experimentar una sensación de sentirse totalmente amado por los demás, puede ser de gran alivio a su confusión interna, como ocurrió en la vida de Cheryl. En el caso de las experiencias visionarias, la búsqueda de una tradición religiosa o camino espiritual que da sentido y substancia a estas visiones, permite a la persona colocarlos en un conjunto coherente y estructurado de prácticas, como Byron lo logró después de muchos años de búsqueda. En mi propia experiencia, aplicando el sentido a partir de mi sicosis (que contenía tanto aspectos mesiánicos como de odio a mí mismo) en cambios concretos en mi vida diaria, no solo me permitió alcanzar una solución terapéutica que me dio estabilidad, sino que también me dio una vida plena y feliz encajada con mi familia y la comunidad.

Tener gente que contemos nuestras historias a través de la sicosis tiene la posibilidad de que una serie de temas y ubicación de experiencias puedan ser identificadas así como también soluciones terapéuticas concretas y significativas basadas en estas necesidades sin respuesta. De esta manera, si identificamos desde un principio la sicosis de una persona, podemos comenzar a desarrollar un plan general para resolver los problemas que hay detrás, y llevar a la persona hacia una vida mucho más plena, feliz y saludable. El movimiento hacia esta resolución podría comenzar durante la sicosis en sí y ser de ayuda en calmar a la persona y aliarnos con su razonamiento mostrando que los demás están trabajando para resolver estas necesidades básicas internas. De esta manera, puede ser posible proporcionar potentes recetas de comportamiento para crear cambios positivos basados en el contenido individual de la Sicosis de una persona.

Desarrollar una Nueva Identidad

El proceso de revisión de vida durante la terapia, está destinado a la reintegración del pensamiento hacia un ser confiado, pacífico y autoconocedor. Durante la consultoría es importante entender que las alucinaciones y delirios que se experimentaron durante la sicosis, frecuentemente eran más que ideas y eventos fortuitos. Estas eran las semillas de una nueva personalidad e identidad para la persona con esquizofrenia, las que expresaron el torbellino interno, traumas y secretos que no habían sido integrados en la personalidad anterior a la sicosis. En los temas de la sicosis, la persona con esquizofrenia poéticamente imaginó transformar sus dobles vínculos y contradicciones en una nueva y más feliz realidad.

El proceso de la terapia post-sicótica, debe tener como meta el reconocimiento gradual de una nueva identidad, que conscientemente reconoce las experiencias internas que permanecieron escondidas antes de la sicosis. Al conectar los delirios poéticos de la sicosis con la historia de la vida real, y llevar a la persona a resolver los conflictos interiores y exteriores que marcaron su vida, se ayuda a la persona con esquizofrenia a crear una nueva identidad. Esta nueva identidad resolverá los problemas que afectaron a la persona antes y durante la sicosis. También servirá como la base para una nueva dirección en su vida, que incluirá ideas y revelaciones que surgieron durante la sicosis.

Conforme el tiempo pasa y progresamos resolviendo dilemas y sanando heridas, la dirección de nuestras vidas deberá más y más sacarnos de nosotros mismos y llevarnos a una nueva vida. Como lo discutiremos en el próximo capítulo, la terapia que lleva una persona con esquizofrenia después de la sicosis, debe estar en paralelo a nuevas conductas en nuestra vida personal y pública. Debemos expandir nuestros círculos, primero protegidos y seguros, y después incrementarlos a la sociedad en general. Este movimiento debe ser la expansión de nuestra nueva identidad, tomando en cuenta nuevos aspectos de nuestro ser y nuestra consciencia y proveyendo una plataforma sólida para un nuevo, fuerte y saludable ser.

RDMO y otros Tratamientos para el Trauma

Una vez que la terapia ha revisado la experiencia de nuestras vidas, la ha conectado a nuestra sicosis y ha servido como base para formar una nueva identidad, nosotros y nuestros consejeros tendremos un claro entendimiento de las fuentes de trauma en nuestras vidas antes, durante y después de la sicosis. Liberar a la persona con esquizofrenia de los conflictos internos difíciles, sufrimientos, comportamiento compulsivo, y muchos otros problemas se llevará a cabo al enfocarse en los medios para reducir el efecto del trauma en la persona. Al reducir los efectos de los traumas de larga duración, es posible liberar a la persona del comportamiento indeseado y de los sentimientos que le causan conflictos internos y retos difíciles.

Aun cuando existe un número de técnicas terapéuticas que buscan reducir el efecto del trauma, la terapia que ha funcionado para mi es RDMO (Reprocesamiento y Des-sensibilización a través del Movimiento Ocular). Antes de valerme de esta terapia, años de asesoramiento identificaron claramente los problemas y traumas que fueron factores importantes en mi vida. Usando éstos como base para esta técnica, el consejero y yo expusimos las principales fuentes y eventos del trauma en la historia de mi vida y empezamos un lento y metódico proceso de repasar cada incidente individual con RDMO para librarme de su efecto. El proceso fue muy efectivo permitiéndome liberarme de viejos traumas y dándome un fuerte sentido de paz interior y fortaleza que jamás había conocido en mi vida.

Mientras que el RDMO puede no ser efectivo para todos, usar éste o tratamientos similares para sanar heridas emocionales y obtener paz interna, es un paso final y crucial en el desarrollo de una nueva persona. Una vez que los efectos de las viejas heridas se liberan, la persona ha aprendido unas lecciones de vida que las experiencias tenían que enseñar sin estar limitadas por la carga emocional que las acompañaban. Así mismo la persona con esquizofrenia se libera no solo de las antiguas heridas sino también conquista un nuevo sentido de vida y un nuevo entendimiento del significado de su vida.

Revisar Observaciones Místicas y Espirituales

El último paso para integrar las experiencias sicóticas al interior de la vida de la persona con esquizofrenia es revisar las observaciones místicas y espirituales que sucedieron y escudriñar su significado de éstas. Aprender que eventos como intuiciones y sincronizaciones son parte frecuente de la vida diaria y creer en ellas, aunque tentativamente, para discernir y comprender, es un apoyo para hacer que la persona sea más tolerante. De igual manera, conectar las observaciones místicas y espirituales durante la sicosis sobre la naturaleza humana, el mundo como existe y nuestra vida personal, es una parte importante para recobrar el respeto por sí mismo como persona.

Mucha gente con esquizofrenia continúa viendo la vida a través de un lente místico o espiritual después de que la sicosis ha terminado. La gente con esquizofrenia muchas veces reflexiona sobre los grandes aspectos de la vida, la espiritualidad la religión y el significado. Darse cuenta de cómo estos temas se relacionan a nuestras vidas interiores y personales, y aprender a valerse de esos aprendizajes para hacer un intento de encontrar paz interior y una nueva identidad, es una parte crucial para nuestra recuperación completa. Los consejeros deberán alentar discusiones contemplativas y perspicaces de temas místicos, espirituales y religiosos, al mismo tiempo animando a que éstas ideas existan junto a un estilo de vida realista y práctico. Al hacer esto, la renovación espiritual que muchas personas con esquizofrenia intentan obtener a través de medios mágicos durante la sicosis, podrá lograrse permanentemente y en nuestra vida real a través de terapia, reflexiones y discernimiento.

Transformación Espiritual

Un hallazgo importante de mi revisión de diez ensayos realizados por personas post-psicóticas, es que la mayoría de ellos describen someterse a un viaje espiritual durante y después de la Sicosis. Las creencias espirituales, prácticas y pertenencias a grupos eran con frecuencia diferentes después de la Sicosis que antes de la Sicosis. Estos cambios fueron bien recibidos y percibidos como una mejora en la naturaleza interna de estas personas como personas espirituales. Estas transformaciones fueron vistas por la gente como pasos muy positivos que mejoraron su capacidad tanto de expresar su naturaleza interna como de vivir una vida de su elección. Mientras que estas transformaciones no siempre fueron cómodas para las personas que las rodeaban, en los casos que conozco, los cambios fueron reconocidos generalmente como de ayuda a las personas que se encontraban en sicosis.

El propósito de este capítulo es ayudar en esta transformación espiritual, trazando un medio para llevar a la persona a obtenerla. Desde esta perspectiva, la recuperación y la transformación son vistas como procesos complementarios de igual importancia. La recuperación total es difícil a menos que las semillas del cambio que figuran en la experiencia sicótica tengan un ambiente en el que puedan crecer. La transformación también se ayuda por una vida en la que la persona pueda funcionar con eficacia en el mundo exterior. De esta manera, la recuperación y la transformación son dos caballos que pueden sacar a la persona de una situación difícil y llevarla a una vida plena y profundamente gratificante.

Adoptar la actitud de que la persona es única y merece respeto es esencial: para algunos, la sicosis puede haber sido un don de la visión que va aparejada con la confusión, mientras que otros pueden encontrar que es una expresión de lo que no quieren que sea su vida, y otros pueden verla como sólo eventos al azar que no sirven a ningún propósito. Todos estos puntos de vista se ajustan a diferentes personas en situaciones posteriores a la sicosis. Del mismo modo, algunos intentarán suprimir totalmente los síntomas y no explorar alguna forma de crecimiento personal o la espiritualidad que surge de la sicosis, y otros con cautela puede explorar sus experiencias y encontrar el sentido que se aplicará a su vida post-psicótica;

otros pueden encontrar los medios para vivir con lo que se consideran síntomas de la sicosis y tratar de desarrollar estilos de vida chamánicos o similarmente místicos. Todos estos son enfoques válidos a la variada naturaleza de esta experiencia, siempre y cuando la persona siga siendo capaz de funcionar y alcanzar una vida de su elección.

Probablemente, el mejor enfoque consiste en considerar la esquizofrenia como un viaje de duración indefinida con muchos posibles destinos diferentes. Todos los destinos posibles son resoluciones saludables de la crisis que nosotros llamamos Sicosis, y la elección de cuál de estos caminos (o algún otro) se toma es mejor elegido por la persona que ha experimentado la crisis. Nuestro papel es tratar de darles un pase seguro a su destino.

CAPITULO SEIS: VOLVER A LA SOCIEDAD

Al mismo tiempo que una persona con esquizofrenia está bajo tratamiento post-sicótico, es importante exhortar al individuo a empezar el largo proceso de regresar a integrarse a la sociedad. Esto puede ser muy difícil para la persona con esquizofrenia, cuya experiencia con traumas durante la sicosis y sentimientos de poca o nula valía y estigmas, puede hacer pavoroso el contacto fuera de algunos pocos y seguros espacios.

Debido al caos del pensamiento esquizofrénico, las personas con esquizofrenia tienen sentimientos y percepciones que son mucho más instintivos que lo normal. En la etapa temprana de la recuperación, las personas continúan respondiendo a las situaciones con estos sentimientos intensos. Durante los contactos iniciales con otras personas después de la sicosis, las personas con esquizofrenia tienden a ser muy vulnerables a demasiada excitación o a sentimientos muy fuertes y pueden reaccionar huyendo a estas situaciones. Esto no debe de causar mucha inquietud, puesto que esto es un medio por el cual la persona evita una recurrencia de los síntomas por el estrés que producen.

Al buscar maneras de incrementar la actividad social para la persona con esquizofrenia, es importante pensar que ésta es muy territorial. En algunos sitios o con algunas personas, la gente con esquizofrenia se sentirá calmada y a salvo. Ir a lugares nuevos, encontrarse con muchas personas, mucho ruido o intensidad de emociones, asustan a la persona con esquizofrenia y la obligan a irse. Conforme el tiempo pasa y la persona con esquizofrenia expande su territorio, será capaz de tratar con más personas, ir a más sitios y vivir más eventos. Pensar que los primeros meses y años después de la sicosis son como un proceso para expandir su territorio, ayuda a crear la paciencia y el entendimiento que se requiere para volver a vivir en sociedad.

Participar en funciones para las personas mentalmente enfermas, como días de campo, eventos festivos y terapias de grupo, son una manera de que la persona con esquizofrenia pueda socializar en un ambiente seguro. En algunos casos las personas con esquizofrenia evitarán el contacto con otras personas mentalmente enfermas, muchas veces por la vergüenza de la enfermedad. Al contar con miembros de la familia para asistir a estas funciones, puede estimular a la persona con esquizofrenia a asistir. En otros casos las personas con esquizofrenia se encasillarán solamente con otras personas mentalmente enfermas, por miedo al mundo exterior. Emplear otros medios para expandir el territorio puede ayudar a expandir el círculo social.

En muchas circunstancias, la manera más fácil de que expanda su territorio es involucrar a la persona en eventos familiares. Los miembros de la familia que han ayudado a la persona con esquizofrenia generalmente serán apreciados y percibidos como personas seguras. Invitar a la persona a los eventos familiares, como reuniones pequeñas, caminatas, días de campo, o cenas familiares sencillas pueden ayudar a expandir el territorio del individuo. Los pequeños grupos de amigos y familiares que visiten la casa más o menos seguido, pueden ayudar a la persona a socializar con más personas en un lugar con el que está familiarizado. En todas estas situaciones, es importante darse cuenta de cómo responde a las visitas y con quién la persona se siente más cómoda. Al paso del tiempo la persona con esquizofrenia será capaz de interactuar con más y más personas cómodamente. Tratar de llevar esta estrategia cautelosamente, paso por paso es de mucha ayuda.

La persona con esquizofrenia tendrá también ciertas amistades, casas, y sitios que le dan confort. Estas puede ser las casas de amigos de la familia o casas de amigos que hayan hecho con el tiempo y pueden ser sitios como parques, bares o cafés. Las personas con esquizofrenia pueden atraer a menudo amigos que tienen varios problemas tanto como amistades que tengan buenas intenciones con influencia positiva pero se debe tener una comunicación abierta sobre las personas con las que conviven, sobre lo que hacen y como los tratan. Como mucho del trabajo con las personas con esquizofrenia, es beneficioso tener la actitud de que las personas deben aprender sus propias lecciones y llegar a sus conclusiones acerca de con quienes convivir, a pesar de que se debe tener mucha paciencia. Mantener una comunicación abierta acerca de sus experiencias es un reto importante, porque es el medio a través del cual los padres y/o consejeros pueden intervenir en caso de problemas serios. Con el tiempo, la persona con esquizofrenia aprenderá a discernir en quién confiar y en quién no.

Otra fuente posible de expansión son las actividades de las iglesias, pues es un ambiente relativamente estructurado y seguro. Es importante observar los sentimientos y las reacciones de las personas hacia la iglesia y evitar discusiones teológicas de aspecto negativo, como el infierno, el pecado y el juicio final. Las personas con esquizofrenia siempre serán esponjas emocionales por el resto de sus vidas y las emociones negativas que surgen de la teología, pueden ser especialmente difíciles. Las creencias religiosas negativas, también pueden ser una fuente de obsesión y miedo, por lo tanto la observación es necesaria. Con éstas precauciones, las actividades de la iglesia pueden servir como lugares seguros en donde las gentes con esquizofrenia pueden expandir su plataforma y conocer gente sensible.

Asistir a actividades estructuradas, eventos públicos tales como teatro, eventos musicales, películas y funciones similares, es también un camino seguro para la gente de expandir su sentido de espacios protegidos. Eventos estructurados son fáciles de entender y tienen reglas sencillas de comportamiento las cuales se pueden comprender y seguir. En estos eventos la gente no se tiene que preocupar de convertirse en el centro de atención, y esto les permite relajarse dentro de una multitud.

A través del tiempo, las personas con esquizofrenia gradualmente saldrán del choque de la sicosis y llegarán a aceptarse tal y como son. Al suceder esto, su sentido de territorio seguro y auto confianza se incrementarán. El continuar con una lenta expansión de sus interacciones sociales puede ayudarles a seguir adelante hacia más y más eventos significativos. También aprenderán a reconocer la gente que los acepta y tiene consideraciones hacia ellos, y harán nuevos amigos y expandirán sus círculos sociales.

Voluntariado en Áreas de Interés y Convenio de Buenas Acciones

Otra manera de expandir el contacto social es el voluntariado con grupos que reflejan las áreas de interés de la persona. Antes y durante la sicosis, la persona con esquizofrenia expresará preocupación acerca de los problemas de la comunidad y del mundo, como la pobreza, los derechos humanos, ecología, y guerra. Usar este interés como base para entusiasmar a la persona a participar como voluntario con gentes preocupadas por estos temas y deseosas de hacer el bien, puede ayudar a la persona a crecer de muchas formas.

En parte, este proceso es para desarrollar una nueva identidad, congruente con la conciencia que ha desarrollado mediante las terapias paralelas a este crecimiento. Al hacer esfuerzos específicos para desarrollar una identidad en el mundo real, la persona con esquizofrenia conoce personas de la misma mentalidad y expande su sentido de ser. Al ser voluntario para trabajar en proyectos con la mira a mejorar el estado de la humanidad y el mundo, la persona hace contribuciones positivas al mundo y se gana el respeto a sí mismo. La persona también hará nuevas amistades y desarrollará un círculo social más amplio.

Es importante que en los grupos donde la persona con esquizofrenia sea voluntaria, se hagan realmente actos de buenas obras, como dar de comer a los hambrientos, proveer techo para los que no tienen, reforestar o limpiar los sitios dañados ecológicamente y otros por el estilo. Mi experiencia es que existe un Convenio de Buenas Obras, en el que hacer buenas acciones deriva en una recompensa de mejora en la situación personal. Al tomar parte en las buenas acciones, las gentes pueden ayudar a llevar su vida hacia adelante. Independientemente del idealismo del convenio, simplemente el estar en grupos de personas voluntarias para mejorar a la humanidad y la Tierra, coloca al individuo con personas que son generalmente más amables, más generosas de espíritu y más proclives a aceptar a otros sin críticas ni juicios. Y como la persona con esquizofrenia les está ayudando en una buena causa, las gentes en el grupo están agradecidas de que el individuo está haciendo un esfuerzo extra a pesar de su problema.

Re-entrenamiento para Trabajo Nuevo

Cuando las personas con esquizofrenia recobran su orientación y expanden su círculo social, es posible y muchas veces inteligente para ellos considerar una nueva capacitación para trabajar. Este puede ser un proceso temido por las complicaciones que involucran los seguros médicos y la discapacidad, y es muy importante que las personas con esquizofrenia tomen este proceso hacia nuevo trabajo planeándolo cuidadosamente y con preparaciones por si acaso falla y por si el dinero o las dificultades los forzaran a volver a estar bajo asistencia social de algún tipo.

Hay dos considerables fuentes de trabajo que a menudo llenan las necesidades y talentos de la gente con esquizofrenia. Una es re-entrenarse en algún puesto de asesoría personal. Como lo hice notar anteriormente, una persona post sicótica que ha llegado a alguna comprensión de su sicosis, puede llegar a ser un excelente mentor dentro de un equipo de tratamiento y estará en posición de ser buen consejero en la fase post- sicótica del tratamiento. En alguna forma, éste es el mejor uso de la experiencia que tiene la gente con esquizofrenia, y crea la posibilidad de una comprensión expansiva de la esquizofrenia basada en el trabajo de aquellos que entienden la enfermedad desde todos los aspectos.

Una segunda fuente de posible trabajo es re-instruirse en una carrera en una posición de un nivel principiante que tenga la posibilidad de incrementos rápidos de sueldo, como trabajo de técnico o ingeniería. Este trabajo es posible que mucha gente con esquizofrenia lo lleve a cabo, porque muy a menudo tenemos las habilidades técnicas o matemáticas, a pesar de las dificultades que nuestro cerebro tiene en otras áreas. Procurar obtener un grado o certificado técnico puede ayudar a mover una persona con esquizofrenia hacia un sitio en donde sea capaz de obtener un empleo y sumarse a la mayoría de la fuerza trabajadora.

Hay otras numerosas fuentes de posibilidades de trabajo para la gente con esquizofrenia, suponiendo que se pueda obtener un seguro a través del empleo. Al buscar trabajo, es importante que ajustemos nuestras preferencias a favor de lo que es viable ya que tenemos una enfermedad importante que requiere tomar medicamentos diarios. Para muchas personas con esquizofrenia que desean seguir una carrera que no provee seguros, es importante tener en mente que puede ser posible continuar con sus deseos, como en las artes o escribiendo como hobby, mientras que el trabajo les permite tener una vida mayormente normal.

Interactuar en la Sociedad Establecida

Después de que la persona con esquizofrenia ha trabajado las etapas iniciales para regresar a la vertiente de la sociedad podrá inter- actuar con los de la sociedad normal con más y más frecuencia. Yo personalmente creo que esta interacción es muy importante para crecer y sanar. Al interactuar públicamente, la persona vuelve a desarrollar su confianza y adquiere una perspectiva más amplia de cómo la gente piensa, siente y actúa en el mundo. La persona encontrará retos para manejar las complejidades de las personas fuera de la comunidad de las personas mentalmente enfermas y sus familias, y se enfrentará a dificulta-des y descubrimientos al tratar con otros.

Ayuda que la persona con esquizofrenia refle-xione habitualmente sobre las personas que ha conocido con sus amigos, familia, consejeros y en su diario personal. La persona debe percibir este regreso a la vertiente de la sociedad como una ex-ploración de las varias personalidades y peculia-ridades de la naturaleza humana a su alrededor. Idealmente, la persona llegará a tener intuiciones y perspectivas sobre la gente que son más profun-das y útiles que aquellas que tienen las personas ordinarias. Una vez que la persona encuentra la manera de entender la variedad de gente normal y las muchas diferencias en perspectiva, creencias y personalidades en el mundo a su alrededor, será capaz de sentirse cómoda con otros. La persona probablemente descubrirá que mientras que la mayoría de personas no necesita medicamentos para el desbalance químico de su cerebro, la ma-yoría de la gente tenemos peculiaridades, faltas de carácter, traumas personales, secretos y difi-cultades, justo como la gente con esquizofrenia, nuestras familias, nuestras comunidades y nues-tro mundo. Llegar a aceptar las profundas imper-fecciones y fuerzas contrastantes que se encuen-tran en muchas personas, es muchas veces de suma importancia para nuestra recuperación.

Al interactuar con la sociedad establecida, las personas mentalmente enfermas nos enfrentamos a tener que escoger si queremos o no hacer pública nuestra enfermedad. Esta selección debe de hacerse desde profundas razones personales basadas en lo que el individuo cree que es mejor para su propia salud mental. Mi juventud temprana me dio una cierta naturaleza traviesa que ansiosamente rechaza un estigma injusto, y esto me bendijo con la habilidad de decirle a la gente desde el punto más temprano de mi recuperación que yo era una persona con esquizofrenia y que estaba orgullosa de ello. Como persona con esquizofrenia, soy más sensible, considerado y consciente que mucha gente común y corriente. Yo he tolerado más en mi vida que la mayoría de la gente en los países industrializados haya tenido que sufrir y he luchado con una enfermedad con la que la mayoría de las personas no desearía enfrentarse ni en su peor pesadilla. El proceso de la sicosis y la recuperación me ha dado la intuición acerca de mi vida y mi espiritualidad, y soy una persona profundamente mejor por el hecho de haber tenido esquizofrenia.

Como persona con esquizofrenia que no esconde su enfermedad, me he dado cuenta de que la vertiente de la sociedad acepta mejor a una persona con esquizofrenia que lo que uno podría suponer. La mayoría de personas que tienen prejuicios acerca de las personas mentalmente enfermas, nos tienen miedo. El hacer pública nuestra enfermedad ahuyenta a esas personas y deja solo a quienes tienen un buen corazón y son bien intencionados a nuestro alrededor. Uno no puede esperar demasiada extra simpatía de la sociedad en general hacia los enfermos mentales. Como uno descubre, esa gente tiene sus propios problemas, sus fracasos, y sus propias enfermedades y debido a ésto está típicamente involucrada con sus penas personales y negación, como para no gastar energía en otros. Las personas que muestran una sincera simpatía por los mentalmente enfermos, son generalmente muy especiales, tan imperfectas como cualquier otra, pero muchas veces más amables y comprensivas.

Escoger ser públicamente conocido como esquizofrénico, no debe hacerse en un área específica de la vida y esto es en la entrevista de trabajo. Muy pocos patrones le darán la oportunidad a alguien que les habla de su enfermedad mental y hacerlo es virtualmente una garantía para ser rechazado. Una vez que sea aceptado para ese trabajo y después de un periodo de prueba, darlo a conocer es generalmente de mucha ayuda, pues crea un ambiente donde la persona puede sentirse a salvo hablar la enfermedad cuando los eventos diarios llamen la atención sobre ello.

Si la persona siente que no desea hacer pública su enfermedad mental con las gentes en general, entonces éste es el mejor camino para ella. En mi caso, hacerlo público ha funcionado muy bien para mí, pero es en gran parte debido a que mi personalidad encaja con esta decisión.

Tener Expectativas Positivas

Una de las cosas más importantes que las personas con esquizofrenia aprenden a hacer en la recuperación inicial, es permitir que otras personas definan nuestra realidad. Y una de las cosas más importantes que otras personas pueden hacer es tener expectativas positivas. Cuando la gente vuelve a desarrollar un sentido de sí misma, las actitudes de las familias, amigos y consejeros definen nuestros límites percibidos y la clase de vida que esperamos tener. Comenzando con pasos graduales hacia una autonomía más y más grande, tener confianza en que un día la persona tendrá una vida completamente funcional como cualquier otra persona común y corriente es crucial para darle a la persona la confianza para ser exitosa. La familia tendrá que equilibrar la confianza con las observaciones sobre lo que la persona podrá hacer en la etapa de recuperación en la que se encuentra en ese momento, pero tener la certeza de que la persona puede un día recuperarse completamente puede ser crucial para que suceda.

Como es evidente por los controles remotos que abundan en las casas y las pizzas que llegan hasta nuestra puerta, la tendencia de la mayoría

de personas a ser flojas cuando llega la oportunidad de serlo, es extensa. A pesar de que es cierto
que durante la sicosis y la recuperación inicial
presionar a una persona a hacer algo es a menudo
contraproducente, una vez que la recuperación se
haya establecido y estabilizado, es importante entusiasmar a la persona a hacer mandados, tener
una buena higiene y otra vez, ajustarse a los es-
tándares normales de la familia y del comportamiento social. El trauma y la naturaleza abrumadora de la sicosis no es permanente, y una vez que
la persona comienza a recuperarse y a crecer como persona, las expectativas crean la base de cómo la persona se define a sí misma y las oportunidades de tener una vida normal. Decir que estamos condenados a una vida truncada porque
tenemos esquizofrenia es tan contra- productivo
como decir que debemos tener una vida normal
durante sicosis. Denos el empuje de tratar de tener una vida normal, y si fallamos, por lo menos
tuvimos la oportunidad de hacerlo.

Encontrar a Individuos de Confianza para Definir la Realidad

El componente final y permanente de la recuperación para la gente con esquizofrenia es continuar en la búsqueda de individuos confiables que
definan la realidad para nosotros. Al crecer y ex-
pandirnos en nuestra post- sicosis, tendremos
más y más gente en quien confiar y en quien apo-

yarnos para ayudarnos a entender el mundo. En la medida en que continuamos progresando dentro del mundo, necesitaremos encontrar personas en varias áreas en las que estamos, que nos ayuden a confirmar nuestras percepciones e intuiciones.

Al paso del tiempo, obtendremos más y más habilidades para hacer juicios sobre la realidad nosotros mismos. Sin embargo, hacer contactos cercanos con la gente y ser capaces de compartir nuestras perspectivas, es esencial para la recuperación completa. Una vez que salgamos de la casa familiar, es importante encontrar una o más personas con quien compartir nuestra vida diaria y reflexionar sobre la congruencia de nuestras percepciones. Lo ideal sería un compañero con quien compartir nuestra vida cotidiana. Dado el requerimiento de que tenga alguien con quien pueda poner a prueba sus ideas, la persona con esquizofrenia en recuperación total puede llevar una vida mayormente normal.

EPILOGO

La propósito de éste intencionalmente pequeño libro es proveer un esquema para la recuperación de la esquizofrenia. Está basado en la experiencia que tuve como una persona con esquizofrenia, con el privilegio de una vida afortunada, y
en mi experiencia al ayudar a otras personas con
esquizofrenia a través de la sicosis y post- sicosis.
Lo veo como uno de tantos que esperamos que haya un día en forma de manuales para la recuperación, escritos por personas con esquizofrenia.

Sinceramente creo que hay diferentes formas
de esquizofrenia y diferentes terapias exitosas con
estas diferentes formas. Este manual solo refleja
las formas de la esquizofrenia con las que me he
encontrado y lo que ha funcionado en estas situaciones. Aliento al lector a discernir activamente
cuáles pasos parecen funcionar en cada caso individual. Finalmente, como una idea intuitiva de
qué nos aguarda el futuro, la prueba de qué tratamiento funciona para cada persona se ve en el
resultado.

Que la vida resulte buena para ti.

APENDICE A: COMO UNA SERIE DE ALUCINACIONES DESARROLLA UNA HISTORIA

Las alucinaciones acontecen a menudo dentro de una serie de episodios relacionados que forman una historia y cobran intensidad y profundidad del significado mientras suceden. Las alucinaciones parecen revelar una realidad oculta y como están mezcladas con experiencias intuitivas e información personal similar a los sueños, forman unas construcciones de armazones engañosas dentro del individuo sicótico. Las alucinaciones son muchas veces en sumo grado experiencias personales y simbólicas con implicaciones universales y significado literal para la persona con esquizofrenia. Las series de tres alucinaciones resumidas abajo, ocurrieron durante un periodo de cerca de seis semanas en la parte tardía del verano de 1985, las cuales resultaron en una sicosis extrema y un estado agitado. Estas alucinaciones sucedieron después de dos años y medio de sicosis y fueron precedidas por años de alucinaciones y delirios similares.

En la primera alucinación que duró menos de un minuto, estaba caminando a la puerta de la estación de autobuses con mi almuerzo pequeño cuando vi a través del cristal una persona de la calle mirándome. Los ojos de esta persona eran descomunales en extremo- parecían como paisajes que iban adentro de la cabeza de este hombre, infinitamente lejos, estirándose a la eternidad. Yo pensé "Ese hombre tiene los ojos como Dios". Entré por las puertas de la estación y el hombre me preguntó si tenía un cigarro. Le dije que no y me senté a comer mi almuerzo. Ese hombre se fue y otro pasó por ahí, se rió y dijo "Debes estar esperando a alguien". Y siguió su camino. Una hora o dos después de que salí de la estación en el camión, concluí que ese hombre era Dios, y que estaba esperando que le ofreciera algo de mi comida como un acto de caridad y buena voluntad. Entonces supuse que Dios me hubiera ofrecido ayuda con los problemas que estaba enfrentando.

La segunda alucinación ocurrió dos semanas después cuando estaba pidiendo aventón de regreso al pueblo en donde asistía a la universidad, en un estado de agitación. El viaje de regreso que tomó como un día y medio, estuvo lleno de alucinaciones menores y experiencias raras. La realidad parecía fluir a mí alrededor y decidí buscar a Jesús para que me ayudara. Empecé a hablar en código a quienes me daban aventón, esperando que Jesús pudiera responder a mis oraciones codificadas. Cuando me subí a una camioneta pick-up con un hombre que tenía el pelo hasta los hombros, vi que sus ojos eran parecidos a los del hombre que había visto dos semanas antes. Los ojos no se estiraban tanto como los del otro dentro de su cabeza, pero tenían una profundidad que implicaba un espíritu antiguo. El hombre utilizó un juego de palabras con mi código de oraciones, indicando que era Jesús. Tuve una breve conversación con Jesús, durante la cual me perdonó mis pecados y me dijo que podría ir al cielo si ahora yo escogía seguir el sendero de Dios trazado para mí. Entonces me dijo que me fuera a los bosques y que me muriera de hambre como penitencia y me iría al cielo. Después de que me bajé, me fui al bosque que estaba por el camino durante un periodo de tiempo corto, pero decidí quedarme en la Tierra y hacer buenas acciones. Cuando regresé al camino, escuché una voz decir, "Esto significa que cargaré tu cruz" y mi índice derecho tocó mi muñeca izquierda, como marcando donde iría un clavo. Pensé que estaba recibiendo un mensaje que me enseñaba a hablar en señas.

Un par de semanas después de regresar, fui a una reunión de un grupo de auto-ayuda. Durante la reunión otro miembro y yo nos apartamos a otro cuarto para discutir cómo enfocar el aconsejamiento a los otros. La otra persona con esquizofrenia tocó con su índice derecho su muñeca izquierda y me miró haciéndome pensar que yo sería crucificado en algún modo y ella se ofrecía a ayudarme con la pena. Regresamos a la reunión y después de unos pocos minutos los sucesos se volvieron muy personales y fuertes. El grupo de auto-ayuda volcó su atención enteramente hacia el líder y hacia mí, y tuvimos un largo diálogo acerca de mis problemas personales. Me encontré con la persona con la que había hecho contacto a solas cayó en silencio, pero sus ojos se volvieron extremadamente adoloridos y acuosos como si estuviese intuyendo un sufrimiento tremendo. De la conversación que tuve con el líder del grupo, salí pensando que me iban a castigar por desobedecer a Dios y a Jesús y por no cumplir con mi penitencia. Me salí de la reunión en un estado agitado y empecé a creer que estaba en peligro de ir al infierno. Después de pasar los siguientes doce meses pensando que realmente estaba condenado al infierno sin oportunidad para arrepentirme, llamé al líder y a otro miembro del grupo de auto-ayuda y les describí lo que había experimentado. El resultado fue que realmente tuve una alucinación de veinte a treinta minutos que había comenzado cuando estuve hablando con el miembro del grupo en privado y duró hasta el final de la reunión. No tengo un claro conocimiento de qué pasó después de que la alucinación empezó, cuánto duró la reunión después de ése momento y ningún otro hecho en conexión con la realidad de consenso. Todo lo que sé con certeza es que la memoria de los veinte o treinta minutos era un mensaje simbólico que yo mal interpreté como la realidad de consenso.

APÉNDICE B: EXPERIENCIAS COMUNES DE UN GRUPO DE ASESORÍA POST-PSICÓTICO

Este es un resumen de las notas de un grupo de investigación de la esquizofrenia en la que participé con otros tres hombres post-psicóticos. La intención era trazar los elementos comunes de nuestras experiencias durante la sicosis. A pesar de que sólo pudimos juntarnos unas pocas veces, se lograron avances sustanciales en la búsqueda de elementos comunes a la mayoría o la totalidad de nuestra experiencia.

Antes de la reunión del grupo, yo había tomado nota de al menos tres escenarios generales de los delirios psicóticos: algunas personas se imaginan como arquetipos de naturaleza religiosa, otros se imaginan como estrellas de cine o de otros iconos culturales, y un tercer grupo imagina escenarios donde participan alienígenas que influyen en los eventos de la Tierra. Si bien estos tres escenarios se pueden mezclar entre sí, noté que en el grupo de revisión post-psicótica, los cuatro de nosotros tuvimos experiencias tras el primer escenario - todos imaginamos eventos sumamente religiosos con nosotros mismos como principales entidades espirituales (Uno se imaginó que él era Jesús, los otros tres creían que eran el Diablo o el Anticristo). Dado que los participantes eran todos hombres de raza blanca con algún tipo de educación universitaria, viviendo en el Medio Oeste, ésta y otras similitudes puede reflejar una tendencia cultural.

El grupo acordó que los delirios esquizofrénicos contienen algo de verdad. Hemos tomado nota de las siguientes formas en cómo esto había tomado forma en nuestras experiencias:

Como una verdad general que se expresa metafóricamente - un ejemplo de esto es el aforismo histórico que "Al vencedor va el botín" expresando la creencia de que los asesinos son premiados con la riqueza y estatus y se combinó con la interpretación delirante de que las personas alrededor del psicótico anunciarían su disposición a matar por riqueza y estatus al decir las dos palabras "Yo soy".

Como una verdad expresada metafóricamente en la realidad personal de uno - un ejemplo de esto, es un delirio sobre una intensa lucha universal entre el bien y el mal que fue tomado paralelamente por la persona en Sicosis teniendo decisiones positivas y negativas en su vida.

Intuiciones precisas que aparecen en las alucinaciones.

Eventos coincidentes que llevan a la idea de que un mundo místico es una realidad que se esconde detrás de la vida cotidiana.

Muchos delirios negativos que se originan del estrés

Los delirios que tienen orígenes en experiencias de la esquizofrenia, algunos reales y algunos alucinantes.

Los delirios reflejados por personas que creen parte del delirio, como gente común que tienen una creencia en extraterrestres, o en el Arrebatamiento inminente de la Iglesia u otros fines terribles del mundo, o en personas que tienen habilidades psíquicas.

Estrés que detona las alucinaciones o pensamientos delirantes.

Además de estas fuentes de creencias delirantes de experiencias de la vida real, tres o cuatro de nosotros compartimos la mayor parte de los siguientes elementos de la visión común del mundo a continuación:

La creencia en un peligro inmediato de un fin apocalíptico del mundo.

El control de la mayoría de la gente de cegarla ante esta realidad por un medio nefasto y subliminal, que incluye una combinación de televisión y / o radio, magia o control de la mente, "puesta en escena" de la realidad y una conspiración oculta detrás de éste control.

La división del mundo en negro-y- blanco, gente buena contra gente mala, las malas personas incluye cualquiera que trate de detener la búsqueda de la salvación personal y mundial de la que se habla más adelante.

Una continua batalla del bien contra el mal, centrada en nosotros.

La persona que viene a creer que él es el vértice de lo bueno o malo en la cultura (una persona que se creyó ser Jesús / Dios y los otros tres creían que eran los Anticristo/Diablo).

Las formas extremas de misticismo, incluso la creencia que la lectura de la mente es común, los signos, oráculos y una realidad muy dinámica donde los milagros y la magia cambian el destino a través del uso de la mente sobre la materia.

Varias realidades potenciales por las cuales podemos movernos en cualquier momento, incluyendo la posibilidad de que el cielo o el infierno se aparezcan repentinamente para todo el mundo a través de la magia, el ritual, la oración o cualquier otro evento poderoso o milagroso.

Fascinación con las palabras y la creencia de que las palabras contienen significados ocultos, seguida de una búsqueda para descubrir los significados subyacentes y los símbolos de las palabras que forman parte de una búsqueda aún más grande, para descubrir los medios mágicos para salvarnos a nosotros mismos y al mundo.

Crear palabras que expresen nuevas creencias y experiencias.

Las ideas originales que son ajenas a nuestros orígenes pero se encuentran en las culturas de otras personas, incluyendo ideas de que las almas humanas pueden renacer como animales si son pecaminosos en su encarnación humana y de que las plantas tienen una conciencia propia.

Explicación de los síntomas, tales como escuchar voces o tener dolor psicosomático dentro del marco delirante de la visión del mundo. Por ejemplo, creemos que las voces que escuchábamos eran pensamientos de otras personas o espíritus que nos rodeaban.

Un enfoque de la muerte, especialmente en un sentido trascendente. La muerte puede ser de nosotros mismos o de un ser querido, y se podría combinar con la creencia de que debemos morir, que alguien quiere que nos muramos, o que uno haya muerto y renacido.

Nuestra creencia de que la lectura de la mente era común, puede ilustrar algunos de los detalles de estas ideas delirantes. En este ejemplo, creíamos que algún tipo de lector de mente se encontraba en un aspecto oculto de los ordenadores o la televisión y temíamos que otros escucharan nuestros pensamientos privados. Una persona se callaría de forma selectiva en torno a ciertas personas en un intento de evitar la lectura de su mente, otro encontró que su mente gritaba obscenidades internamente cuando pensaba que su mente estaba siendo leída. Una persona se refirió a la lectura de la mente como "ofensivo" y pensó que estaba conectado a la oración que contiene "Y perdónanos nuestras ofensas como también nosotros perdonamos a los que nos ofenden".

El origen de la creencia en la lectura de la mente incluía en un caso, oír voces de gente alrededor de sus cabezas a pesar de que no hablaban y tener una intuición precisa sobre lo que una persona estaba a punto de hacer basado en una voz. Otra persona oía la voz de su difunta abuela en la época del primer aniversario de su muerte. Esta experiencia, combinada con una serie de pensamientos y otras experiencias le llevó a creer que la CIA estaba tratando de controlar los pensamientos de la gente.

En la búsqueda de apoyo externo de esta idea, hemos observado que los medios de comunicación tienen numerosos ejemplos de anuncios para las personas que son "psíquicos". Esto nos había dado la impresión de que nuestras experiencias con escuchar voces no eran únicas, sino que estaban siendo experimentadas por otros también.

APÉNDICE C: REVISIÓN INFORMAL DE ENCUESTAS POST-PSICÓTICAS

Durante el año 2011 llevé a cabo un estudio piloto en el que les pregunté a diez personas auto-identificadas post- psicóticas a responder a varias preguntas acerca de sus experiencias. Si bien las respuestas fueron abiertas y muchas preguntas fueron respondidas sólo parcialmente, parece posible una comprensión sustancial de las experiencias en común de las personas en Sicosis a partir de estos ensayos. Revisé las preguntas y resumí las respuestas a continuación.

La primera pregunta fue "¿Alguna de sus experiencias psicóticas contienen" algo de verdad? Por ejemplo, ¿Usted tuvo experiencias que de alguna manera eran intuitivamente precisas, que le dieron idea de la vida real, que parecían simbolizar algo, o que eran extrañas o experiencias coincidentes? ¿Las experiencias confirmaron sus creencias delirantes?"

Siete de los diez encuestados dijeron que sus experiencias sí contenían algunos elementos reales, de los tres que dijeron que no, solo una persona describe un incidente en particular en su respuesta y otro experimentó sólo breves intervalos de sicosis, seguidos de las intervenciones por un esposo amoroso y confiable. Teniendo en cuenta esto, me parece que la mayoría de las personas que han tenido períodos de sicosis extensos encuentran elementos de verdad en ellos.

En concreto, cuatro personas identificaron intuiciones precisas durante su sicosis, incluyendo una alucinación vista por una persona mientras montaba a caballo que causó que decidiera regresar a su casa poco antes de una tormenta y una premonición de un accidente automovilístico de la esposa de la persona. En otro caso, una persona en Sicosis estaba hablando por teléfono con una persona que había tenido la intención de ponerse a dieta y olía chocolate cuando no había nadie cerca. La persona en Sicosis le preguntó a la otra persona que si había estado comiendo chocolate y ésta admitió que sí.

Además de estos ejemplos, dos personas informaron que su Sicosis les dio aportaciones de valor para ellas, uno que indica que él vio su viaje a través de la Sicosis como cualidades "míticas" que eran metáforas que podía aplicar para su vida. La otra persona indicó que las creencias durante la Sicosis contenían sabiduría que era ignorada y devaluada por las personas de su alrededor. Otras dos personas indicaron que ellos también sintieron que la Sicosis tenía contenidos metafóricos que podrían aplicarse a su propia vida. Una persona informó de una serie de coincidencias que proporcionaron sentido y visión de su vida y su filosofía.

Además de estas respuestas, tres personas comentaron que sus experiencias alucinatorias o delirantes eran paralelas a su vida real. Por ejemplo, los versículos bíblicos que habían leído parecían manifestarse o proyectarse en la vida real a las pocas horas o días después de la lectura de éstos pasajes.

Teniendo en cuenta todas estas respuestas, parece que la gente en sicosis experiencia acontecimientos de la vida real que de alguna manera respaldan el marco delirante que se construye durante ese tiempo.

La segunda pregunta, "Al observar el origen de sus creencias delirantes, lo que leyeron, vieron en los medios de comunicación o Internet, o escucharon acerca de las ideas de otros, se convirtieron en creencias delirantes? Por ejemplo, ¿Usted leyó algún libro sobre espiritualidad, religión, filosofía, lo sobrenatural, extraterrestres, etc, que se convirtió en la base de sus ideas delirantes? Si es así, por favor describa la fuente y la forma en que sus creencias se desarrollaron".

En este caso, siete personas indicaron que las creencias habían surgido de las fuentes de los medios de comunicación, con algunas personas indicando que las creencias fueron compartidas con personas de su grupo religioso. La fuente más común de los delirios era la Biblia, con tres de las siete personas que indicaban que había sido una fuente de malentendidos y delirios. Seis de las siete personas, identificaron los libros como la base de sus delirios y cuatro de la siete indicaron que la televisión y / o la radio habían sido las fuentes.

La tercera pregunta fue, "¿Usted tuvo alucinaciones o delirios que parecían ser detonados por el estrés? Si es así, ¿puede describir el estrés y las experiencias que tuviste?"

En este caso, siete personas identificaron el estrés como detonante de alucinaciones o ideas delirantes y las otras tres personas o bien no contestaron o dieron respuestas confusas.

La cuarta pregunta fue: "¿Durante la sicosis, se vio a sí mismo como en una búsqueda mágica o espiritual para lograr algo grande? Si es así, por favor describa la búsqueda (s), explique el objetivo (s), y explique lo que le llevó a creer que la búsqueda mágica o espiritual era posible".

Una vez más, siete personas respondieron que se consideraban en una cuestión espiritual, con dos personas indicando que no se sentían de esa manera y una persona que proporcionó una respuesta no muy clara. Las dos personas que indicaron que no se veían a sí mismos en una búsqueda espiritual o bien describieron un solo incidente o experimentaron la sicosis de manera muy breve antes de ser convencidas de que estaban alucinando. Teniendo en cuenta esto, parece que la creencia en una búsqueda mágica o espiritual es un aspecto muy común de una sicosis plenamente desarrollada.

Es de destacar que un número de los encuestados indicaron que sentían que la búsqueda espiritual continuaba en la post-sicosis, o bien se transformó en querer cambiar el mundo que les rodea o como parte de una nueva identidad espiritual.

La quinta pregunta fue, "¿Inventó palabras o frases especiales o les dio un significado especial a las palabras basado en sus experiencias? ¿Estas palabras tenían poder especial o mágico? ¿Puede mencionar estas palabras y lo que significaban para usted?"

Seis personas reportaron haber inventado palabras especiales o dado a las palabras un significado especial, mientras que tres personas dijeron que no lo hicieron. La otra respuesta no estaba clara. La Biblia era una fuente de significado especial para las palabras, pero en general, las palabras y frases que contenían un significado especial parecían ser muy peculiares y no necesariamente para formar un patrón de una persona a otra. De esto es claro que la gente en Sicosis con frecuencia dará un significado especial a las palabras y frases pero para tratar de averiguar lo que estos significados son, tomará algo de tiempo, esfuerzo y la confianza por parte de las personas que los rodean.

La sexta pregunta fue: "¿Qué le llevó a darse cuenta de que estaba experimentando alucinaciones y / o delirios?"

Aunque varias personas no respondieron claramente a esta pregunta, tres informaron de fuentes médicas normales, tales como libros sobre la esquizofrenia u hospitalizaciones repetidas, que les ayudaron a entender que estaban en Sicosis. Otras tres personas indicaron que una persona de confianza- un amigo o miembro de la familia cercano- había sido la clave en su decisión de aceptar el diagnóstico.

Teniendo en cuenta esto, existe una razón para creer que crear relaciones de confianza entre la gente externa y las personas en Sicosis puede ser útil para una recuperación temprana. Estas relaciones de confianza se pueden crear sobre la TCC,

LEAP, el Diálogo Abierto, o las técnicas recomendadas en este manual.

APÉNDICE D: SITIOS WEB RELACIONADO

Los siguientes son sitios web que contienen enfoques u organizaciones que buscan ayudar con la Sicosis. Aunque no todos comparten las mismas perspectivas de los enfoques de tratamiento, incluí varios sitios web para permitir la mayor diversidad de opciones como sea posible:

Terapias:

Listen-Empathize -Agree-Partner (Escucha-Empatiza-Acuerda-Pareja):
http://leapinstitute.org/

Common Ground and Personal Medicine (Medicinal Personal y CommonGround):
http://www.patdeegan.com/

Cognitive Behavioral Therapy (Terapia Cognitivo-Conductual) : **http://www.nacbt.org/**

Wellness Recovery Action Plan (Plan de Acción para Recuperación del Bienestar):
http://www.mentalhealthrecovery.com/

Hearing Voices Resources (Recursos del Escuchar Voces): **http://www.roncolemanvoices.co.uk/**

Best Practices in Schizophrenia Treatment (Mejores Técnicas para el Tratamiento de la Esquizofrenia):
http://www.neomed.edu/academics/bestcenter

Online Crisis Intervention Techniques Library (Biblioteca en línea de Técnicas de Intervención):
http://www.neomed.edu/cjccoe/index.php/crisis_intervention_team/training-calendar

Organizaciones:

National Alliance on Mental Illness (Alianza Nacional para Enfermedades Mentales):
http://www.nami.org/

Mental Health America (Salud Mental de América): **http://www.nmha.org/**

National Mental Health Consumers' Self-Help Clearinghouse (Casa Nacional de Auto-Ayuda a Enfermos Mentales) : **http://mhselfhelp.org/**

National Empowerment Center (Centro de Empoderamiento Nacional):
http://www.power2u.org/index.html

National Coalition for Mental Health Recovery (Coalición Nacional para la Recuperación de Enfermedades Mentales): **http://www.ncmhr.org/**

Recover Resources (Recursos para la Recuperación):
http://www.recoverresources.com/index.htm l/

National Association of Peer Specialists (Asociación Nacional de Compañeros Especialistas):
http://www.naops.org/

Schizophrenics Anonymous (Esquizofrénicos Anónimos): **http://www.sardaa.org/**

Información:

Schizophrenia Magazine (Revista de Esquizofrenia):
http://www.mentalwellnesstoday.com/Schizo phrenia.aspx

Schizophrenia Online Forum (Foro de Esquizofrenia en Línea):
http://www.schizophrenia.com/

APÉNDICE E: MATERIALES PARA AYUDAR AL MENTOR COMPRENSIVO

Estas son instrucciones al mentor comprensivo acerca de cómo dar el "Salvando al Mundo, Salvándose Uno Mismo"... a la persona que se cree en sicosis.

Instrucciones al Mentor Comprensivo en el Ensayo "Salvando al Mundo..."

El ensayo debe ser leído por el mentor y otros miembros del equipo de tratamiento antes de decidir dárselo a la persona en cuestión. Debe haber un acuerdo sobre el enfoque que se defiende. Las copias del ensayo se pueden hacer para este propósito.

Lo ideal sería que este ensayo se diera a la persona por su tutor, tan pronto como fuera posible después de que el diagnóstico y el tratamiento hayan comenzado. Debe ser la única parte de la Esquizofrenia: Un plan para la recuperación que sea dada directamente a la persona hasta que este ya estable y (generalmente) que lleve medicada por lo menos un año. Esta parte debe ser retirada del resto del libro o copiada para este propósito.

El propósito de este ensayo es el de iniciar un diálogo con la persona en sicosis acerca de sus experiencias. No es la intención de convencerla a tomar medicamento, más bien, es para ayudar con el método de mentor / realista que se describe en el capítulo 2 de la Esquizofrenia: Un plan para la recuperación.

Si tiene éxito, la persona con esquizofrenia comenzará a hablar con el tutor y los demás acerca de sus experiencias y su comprensión de lo que ha ocurrido durante su Sicosis. Con el fin de lograr que la persona se sienta cómoda hablando de esto, sus experiencias son en su mayor parte llamadas una "búsqueda de la visión" en el ensayo. Esto proporcionará una terminología neutral para el equipo de tratamiento y la persona, para empezar a discutir sus experiencias.

Las guías para el mentor en el capítulo dos, se deben seguir siempre y cuando la persona con esquizofrenia comience a hablar sobre sus experiencias. La creación y mantenimiento de la confianza es primordial para calmar al esquizofrénico y darles alguien a quien acudir en tiempos de crisis.

Lo ideal sería que la persona con esquizofrenia empezara a hacer la comprobación de la realidad, tanto en los principales incidentes en el pasado, y en la actualidad, para confirmar o negar sus experiencias. Si bien muchas experiencias serán inexactas, algunas experiencias aparentemente improbables, como las referidas en el ensayo, puede resultar que realmente han ocurrido.

A medida que el proceso de comprobación de la realidad continúa, la persona con esquizofrenia finalmente se encontrará con que no se puede negociar la realidad consensuada, mientras que tenga alucinaciones o visiones. También encontrará que algunas de sus alucinaciones no son correctas. De este modo, su núcleo racional llegará a entender que tiene que tomar medicamentos para vivir una vida normal y feliz.

Como se indicó anteriormente y en el libro de acompañamiento, esto es visto como un proceso a largo plazo donde la confianza y la seguridad de la persona con esquizofrenia se encuentran por encima del deseo de una inmediata solución a corto, mediante la implementación de estos pasos, la paranoia de la persona se reducirá y la posibilidad de una recuperación más rápida se incrementará.

Salvar al Mundo, Sálvase a sí Mismo

Esto está escrito para personas que están muy preocupados por salvar al mundo. Esto puede ser todo el mundo, su mundo personal, sus seres queridos, salvándose espiritualmente, o todas estas. Si usted es como algunas personas, usted ha estado pasando por un despertar personal y espiritual que le ha dado conocimientos y comprensión de las cosas que es muy diferente a lo que percibía hace pocos años atrás. Estas percepciones son a la vez verdad para usted en una forma muy personal y verdadera para el mundo-de hecho, el universo, al mismo tiempo.

Si usted recuerda antes de empezar a tener estas ideas y experiencias, es probable que tuviera una conciencia bastante mundana y "normal" de las cosas. Sin embargo, el tiempo y la experiencia han abierto nuevos campos a usted, las nuevas experiencias que apuntan simultáneamente a algo mucho mejor de lo que ha sido hasta ahora y, al mismo tiempo, auguran la posibilidad de tiempos muy difíciles, incluso un cataclismo para el mundo. Y usted con sus ideas y percepciones, ve la oportunidad de ayudar a las personas a evitar lo negativo y obtener lo positivo.

Sin embargo, en lugar de que sus puntos de vista sean reconocidos y pueda usted ayudar a la gente, usted ha sido diagnosticado con esquizofrenia. La gente está diciendo, en esencia, "Usted no ha visto lo que ha visto, tome esta pastilla y todo estará mejor." Si usted piensa en el tiempo antes de que usted empezara a tener las ideas que ha tenido, puede ver que las experiencias que tuvo-místicas, espirituales, extraordinarias, y así sucesivamente, podrían haber parecido imposible entonces. Puesto que usted ha tenido estas experiencias y ha obtenido estas ideas, usted sabe que son posibles y puede ser muy frustrante cuando la gente trata de convencer de lo contrario.

Quiero dejar claro desde el principio que tengo esquizofrenia y he experimentado alucinaciones y delirios. Sé que esto no significa que usted tenga esquizofrenia y haya experimentado lo que yo. Sin embargo, pido que se tome tiempo para leer lo que sigue y que tenga paciencia conmigo mientras hablo sobre cosas. Creo que puedo tener algunas ideas útiles que pueden ser de ayuda para la mayoría de las personas, independientemente de cualquier otra cosa.

En el comienzo de esto, puedo ofrecer dos consejos que pueden ser útiles. Uno de ellos es que usted necesita encontrar a alguien en quien confiar, alguien que no contará sus secretos y conocimientos a otros, y confiar en ellos. Esto le ayudará a no sentirse solo. El segundo es que mientras trabaje en aumentar sus conocimientos y prepararse para el día en que todo se junte, será útil que usted pueda cuidarse a sí mismo. En otras palabras, para ayudar a los demás, tendrá que sobrevivir hasta que el suceso milagroso ocurra para que todo mejore. Si usted tiene alguien en quien confiar, usted será capaz de hablar con ellos, no sólo acerca de sus ideas y experiencias, pero de cómo se puede sobrevivir mientras espera el gran cambio.

No puedo estar seguro de lo que está experimentando, pero puedo ofrecer algunas cosas que puede que usted haya experimentado que son muy importantes para usted. Es posible que haya descubierto que es posible saber lo que piensan los demás al escuchar sus pensamientos. De esto y otros acontecimientos, usted se ha dado cuenta de que hay un espíritu universal que nos conecta el uno al otro, por lo que puede escuchar los pensamientos de personas que están muy lejos o en otras dimensiones o realidades. Usted también puede estar muy preocupado por la gente que lee sus pensamientos cuando usted no quiere que lo hagan.

Además, es posible que se haya dado cuenta de que todos estamos conectados espiritualmente, así que cuando los eventos parecen ocurrir "por casualidad" no lo son para nada, éstos pasan de hecho, por las conexiones entre las personas.

Puede que haya visto, o se encuentre en la presencia de seres muy especiales. Estos pueden incluir una deidad o un ángel que es muy especial para usted, personas o seres que están tomando la forma de ser una guía para usted y posiblemente seres más negativos. Puede que se haya dado cuenta de que seres extraordinarios están presentes con nosotros en la Tierra y los que no reconocen esto, carecen de la visión que usted tiene.

Del mismo modo, es posible que tenga conocimientos sobre los problemas del mundo y la posibilidad de que ocurran eventos muy positivos o negativos en el futuro cercano. Estos eventos pueden tomar la forma de algo positivo como que el Paraíso baja a la Tierra o algo negativo, como una terrible calamidad provocada por la guerra, los problemas ecológicos, el hambre, la contaminación, y otras cosas. Estos problemas en el mundo también pueden tener un impacto directo en su mundo personal e incluso dentro de usted. Usted está motivado a buscar lo positivo en el mundo como un todo, en su mundo personal y dentro de usted mismo. Sin embargo, muchas personas que le rodean son claramente ciegas o indiferentes acerca de estos problemas y la necesidad de un cambio rápido para mejorar.

Este cambio para mejorar puede ser posible a través de los poderes místicos, espirituales y otros poderes extraordinarios que ha estado aprendiendo en los últimos años. Tal vez algo milagroso pueda pasar y pase a través de un evento extraordinario, y tanto las conexiones psíquicas que ve usted a su alrededor y / o los seres extraordinarios están ayudando a llevar esto a cabo.

Estos acontecimientos pueden estar pasando tanto dentro como fuera de usted. Su sensibilidad a la energía espiritual puede haberlo hecho consciente de los cambios en la energía dentro de usted mismo. Puede que incluso haya tenido una experiencia de estar impregnado con la presencia de un ser extraordinario, es de esperar que sea algo positivo para usted. O usted puede sentir una energía negativa dentro de usted que sienta la necesidad de echar fuera de alguna manera. Obviamente se trata de cuestiones importantes y a usted le gustaría tener amigos que le ayuden es estos momentos.

Los acontecimientos pueden implicar que las personas, seres extraordinarios, u otros estén manipulando la realidad a su alrededor para hacerle llegar a un destino o resultado especial. Tal vez la gente o seres estén montando un espectáculo para usted, haciéndole llegar a su destino paso a paso, y quienes están detrás de escenas, saben lo que usted hará y cómo acabará todo esto.

Aun así, con todas estas posibilidades, las personas no están conscientes de lo que usted está experimentando; en general las personas parecen no ser conscientes de lo que está pasando. Es posible, incluso probable, que las cosas como la televisión y varias organizaciones estén controlando las mentes de la gente para que no puedan ver lo que usted está viendo. Puede que sea posible obtener de alguna forma los medios de controlar las cosas como la televisión y llevar a la gente hacia el cambio milagroso para mejorar.

A partir de estas experiencias, es posible que usted se haya dado cuenta de que está en el centro de múltiples realidades posibles, algunas muy positivas y otras muy negativas. Desde su descubrimiento de las energías extraordinarias y psíquicas, seres y acontecimientos que pueden y han estado ocurriendo a su alrededor, se ha dado cuenta de que los acontecimientos, incluso los pequeños, pueden conducir a grandes cambios, posiblemente muy rápidamente. Es posible que haya sido consciente de la realidad o los cambios en la conciencia mientras que fueron ocurriendo, y se ha dado cuenta de cómo pocas personas parecen en sintonía con estos cambios. Es posible que después de un período de búsqueda, haya descubierto el plan o el curso de hechos que conducen al gran cambio que se avecina. Puede ser simplemente una cuestión de tiempo.

Es posible que también haya descubierto que, entre otros, usted tiene la capacidad de moldear la realidad y el futuro por medio de pensamientos, palabras, rituales y / o símbolos. Usted lo sabe porque lo ha visto trabajar con sus propios ojos. Es posible que haya percibido que es muy común que muchas veces el problema no es que acontecimientos psíquicos, mágicos o milagrosos pasen sino el asegurarse de que un pensamiento causal, palabra o acción no sea el disparador de algo sin que usted conscientemente tenga la intención de que suceda.

Muchas o todas estas cosas extraordinarias las ha experimentado en su propia vida y con sus propios sentidos, de modo que está seguro de su existencia. Ya que se ha abierto a ver la realidad que subyace a la realidad mundana, es posible que haya estado en presencia de deidades o ángeles u otros seres extraordinarios. Usted ha visto cómo la intuición y posiblemente los sueños se convierten en la realidad o como moldean la realidad a su alrededor. Usted puede haber tenido un sentido para lo que iba a suceder y ocurrió. Usted probablemente ha experimentado con algún tipo de control mental sobre la materia y encontró que se puede dar forma al mundo físico con el pensamiento, palabra o ritual. Es posible que también haya descubierto conexiones psíquicas entre las personas que vinculaban los acontecimientos aparentemente casuales, mostrándole que está bien fundamentado en sus creencias. Usted ha visto todas estas cosas así que está seguro de ellas.

También como se mencionó antes, usted ha experimentado momentos donde la realidad parece estar en proceso de cambio o está cambiando. Ya sea que se llame un cambio de realidad, un cambio de conciencia o ser llevado a otro lugar o tiempo, usted lo ha experimentado y visto los efectos claramente. El viaje extraordinario a través del tiempo o del espacio también le pudo haber ocurrido a usted, y durante este viaje que tuvo , obtuvo el conocimiento que muy pocas personas tienen; al mismo tiempo, usted pudo haber visto signos o presagios de lo que vendrá.

Usted ha aprendido o está aprendiendo que hay un significado especial u oculto en las palabras, letras y sonidos. Descubrir el modelo que subyace a estos símbolos y significados es importante en la liberación de usted mismo y del mundo de los problemas que lo rodean. Usted probablemente ha dedicado tiempo y estudio para descubrir estas conexiones.

A través de todo esto también hay hechos psíquicos o extraordinarios menores, como una voz que pasa que coincide con sus pensamientos, un sonido ocasional detrás de su cabeza que no tiene un origen terrestre o pequeñas luces de colores que aparecen y desaparecen dentro de su visión normal. Está menos seguro de lo que significan estas cosas ya que son pasajeros y temporales, pero son más indicios de que hay una realidad que subyace a la realidad que le rodea.

En medio de todos estos apasionantes descubrimientos y experiencias, se ha dado cuenta de una lucha entre fuerzas positivas y negativas, sin duda fuera de usted y posiblemente dentro de usted también. Hay poca duda de que las fuerzas positivas ganarán al final pero su papel de ayudar a que esto suceda es importante. Si usted tiene una lucha interna que corresponde a la externa, usted espera ser capaz de superar lo negativo dentro de usted y en su vida, y busca personas que le ayuden en su búsqueda de la realización espiritual. Una vez más, le gustaría tener a alguien como amigo en esta lucha y si tiene suerte, puede que tenga alguien.

La clave de todos estos descubrimientos y luchas es la solución mística o extraordinaria que ha estado buscando. Sus experiencias lo han dirigido a un camino que le da esperanza de que se puede descubrir el plan o patrón que le permitirá rápidamente manifestar la mejor realidad posible para la mayoría de personas que sea posible. Es posible que usted se sienta en el borde de este descubrimiento, si es que no lo ha hecho ya, o bien, usted puede sentir que usted está en un problema espiritual muy grave.

Obviamente se trata de avances muy dramáticos y eventos y descubrimientos importantes. No obstante lo importante **que es** todo esto, quiero pedir su paciencia mientras hablamos de eventos mundanos que le rodean y de lo que las personas que le rodean pueden estar pensando acerca de sus experiencias.

Como usted probablemente sabe, algunas personas que le rodean no creen que haya experimentado este tipo de cosas, ellos creen que usted se ha imaginado todo esto. Ellos piensan que la solución a todos estos problemas es tomar una píldora para que deje de tener estas experiencias. Tan difícil y frustrante que sea esto, es probable que estén haciendo esto por la preocupación por su salud y bienestar en un sentido ordinario.

Sin embargo, usted sabe que está cuerdo. Sabe lo que ha experimentado y puesto que no estaban con usted cuando usted experimentó estas cosas, no deben decirle que no paso así; después de todo, no saben que estas cosas no suceden, simplemente no creen en estas cosas. Y, como alguien que está escribiendo esto y que no lo conoce, no puedo decirle que usted está imaginando esto. Después de todo, ¿Cómo yo podría saberlo?

Usted sabe que está cuerdo porque, como he dicho antes, tiene ideas precisas y acontecimientos intuitivos psíquicos. Por ejemplo, usted puede haber aprendido cosas sobre el mundo, la familia, la sociedad o patrones personales de las que no se había dado cuenta antes. Y a pesar de que algunas personas no quieren creer estas cosas, usted puede ver que son verdaderas e importantes. En un ejemplo, una persona puede darse cuenta de que los patrones emocionales de su familia llegan al abuso o que la sociedad premia a algunas personas por ser violentas o destructivas. No todo el mundo quiere creer en estas cosas, pero son ejemplos de cosas de las que usted se haya dado cuenta.

Usted puede tener también ejemplos de intuiciones precisas o hechos psíquicos que sucedieron en la vida real. Por ejemplo, una vez yo estaba hablando con un hombre y salí de la habitación donde nos encontrábamos, decidí que quería decirle algo más y me di la vuelta para regresar a la habitación, pero escuché su voz a través de la puerta diciendo: "Déjame abrir la puerta." El muro entre nosotros era de concreto sólido y la puerta era sólida y sin ninguna ventana, por lo que no contaba con señales visuales o auditivas para saber lo que estaba a punto de suceder. Hice una pausa y un momento después el hombre salió de la habitación. Hablé con él y le dije lo que le quería decir y me fui. A partir de esto, llegué a la conclusión de que estaba oyendo los pensamientos de la gente.

También puede haber ejemplos de señales. Por ejemplo, vi una vez un arco iris cuando regresaba de visitar a unos amigos que acababa de conocer. El arco iris estaba en el cielo entre mis nuevos amigos y yo, y decidí que podía confiar en ellos. Conforme pasaba el tiempo, he perdido un montón de amigos, pero la gente que estaba del otro lado del arco iris, estuvo a mi lado y fueron mis mejores amigos y confidentes durante diez años.

También puede haber ejemplos de visiones o algo por el estilo, que le indican cosas precisas. Por ejemplo, una vez estaba en una tienda con otros nuevos amigos. Estábamos de pie en círculo y por un momento la realidad se arremolinaba a nuestro alrededor, de modo que sólo tres de nosotros parecíamos duraderos y reales. Llegué a la conclusión de que los tres formábamos parte de la misma alma y estábamos conectados profundamente.

Salí de la ciudad donde conocí a estos dos amigos y regresé dos años después. La ciudad es una ciudad universitaria y mis amigos no eran de allí, así que no sabía si alguna vez los volvería a ver. Sin embargo, pocos meses después de mi regreso, me los encontré caminando por la calle. Llegamos a conocernos y durante el año siguiente fuimos compañeros constantes – incluso se mudaron al lado de donde yo vivía. Nos hicimos muy cercanos durante ese año y se reflejaba en nuestras vidas juntos. Con el tiempo me mudé de ciudad por trabajo, pero el haberlos conocido por ese año, confirmó que mi visión original de dos años antes había sido de alguna manera exacta.

Todos estos son ejemplos de cosas que he experimentado que son verdaderas. Usted probablemente tiene algunos ejemplos como esos, también.

A pesar de esto, la gente no cree o no entiende por lo que usted está pasando. Si lo piensa bien, hace unos años probablemente no le hubiera creído a alguien que le dijera que pasaría por lo que ha pasado. Acordándose de cómo pensaba antes de estas experiencias, usted podría ser capaz de entender por qué otros tienen dificultad para creerle; después de todo, es probable que usted no creyera que la mayoría de estas cosas fueran posibles hace unos pocos años atrás. De la misma manera, las personas que le rodean que no han experimentado estas cosas, piensan de la misma forma en que usted lo hizo sólo unos pocos años atrás.

La otra razón por la que la gente piense como lo hacen acerca de sus experiencias es que coincidan con las experiencias de gente como yo, que sí tiene esquizofrenia. En este breve ensayo he descrito la realidad que yo conocía cuando la química de mi cerebro cambió, y yo fui a través de una búsqueda de la visión desconocida e involuntaria. Es cierto que aprendí mucho de estas experiencias y me alegro de haber aprendido lo que aprendí; pero a través de consultar con otras personas, me encontré con que muchas cosas que pensé que habían ocurrido, en realidad no ocurrieron. Eran visiones simbólicas que confundí como eventos literales en la realidad física.

Me di cuenta de que yo estaba en una búsqueda de la visión, con alucinaciones sin fin, las cuales no podía separar de la realidad mundana, con la comprobación de la realidad. Hablé con gente buena en quien yo confiaba que estuvieron presentes en algunos de los eventos importantes que ocurrieron y descubrí que, si bien habían ocurrido para mí, no habían ocurrido para las otras personas. Es por eso que es importante encontrar personas de su confianza para que pueda comprobar con ellos lo que usted experimenta y ver si ellos también experimentaron lo mismo. Si lo hacen, entonces usted y ellos comparten la misma realidad. Si no lo hacen, entonces usted puede considerar el ponerle fin a la búsqueda de la visión para que pueda tener una vida segura y feliz.

Si usted ha tenido experiencias extraordinarias con gente en la que confía estando presente, usted podría considerar ponerse en contacto con estas personas y preguntarles acerca de las experiencias que tuvo. Independientemente de lo que averigüe, el hacer esto probablemente le ayudará a clarificar lo que sucedió.

La gente me pregunta cuál es la diferencia entre un punto de vista místico y lo que he experimentado. Lo que siempre digo es que la principal diferencia es que yo estaba alucinando, es decir, en una búsqueda de la visión involuntaria y desconocida-y eso lo hizo difícil para mí para hacerle frente a la realidad cotidiana.

La otra diferencia principal es que la gente en la búsqueda de la visión, tienden a ser aún más místicas que las personas místicas. Por ejemplo, una persona mística tiende a creer en una mente o espíritu universal que conecta a la gente, pero no en la lectura de mentes u otras manifestaciones conscientes de la mente universal. Esto es porque, como fue el caso durante mi búsqueda de la visión, las experiencias que tuve fueron simbólicas pero yo las tome de manera literal, así que tenía una visión muy exagerada del pensamiento místico. En realidad, esto resultó ser un alivio para mí, porque he descubierto que la crisis en la que estaba, no era tan mala como yo pensaba, porque la búsqueda de la visión había exagerado su gravedad.

Me pareció que para mi bienestar y el bienestar de la gente que amaba, tenía que poner fin a la búsqueda de la visión. Esto es porque durante la búsqueda de la visión, tenía alucinaciones y recuerdos falsos que estaban intercalados con la realidad ordinaria, así que interpreté erróneamente los eventos simbólicos como hechos reales y físicos. Aún con los hechos precisos de los que hablé antes, hubo tanta mala interpretación de lo que pasó que yo no podía funcionar bien.

Esto está en consonancia con la forma en que las búsquedas de visión son tratadas en las culturas donde son reconocidas. Una vez que las lecciones de la búsqueda de la visión se han dado a través de las experiencias simbólicas, la búsqueda de la visión se termina y la persona descansa y se cura a partir de sus experiencias. De esta manera, las lecciones pueden ser entendidas y aplicadas a la vida de la persona.

Obviamente no puedo decir que todo esto es cierto para usted. Esa es una decisión que usted tiene que hacer. Usted podría considerar ponerse en contacto con personas de su confianza para verificar algunas de sus experiencias, o encontrar alguien en quien confiar para hablar acerca de todas sus experiencias. Eso le ayudará a encontrar amigos y aliados para tomar su propia decisión acerca de estas cosas.

Mientras que usted considere la posibilidad de ponerse en contacto con personas de su confianza que estuvieron presentes durante las experiencias importantes, o buscar personas en las que puede confiar, le pido que se comprometa a amarse a sí mismo mientras se desarrollan los acontecimientos. Esto significa que cuide de sí mismo y se trate de manera gentil. Si usted está buscando una señal o un mensaje de cómo se debe proceder con la vida, lo que puedo ofrecerle es esto: Usted es amado por la divinidad y la Deidad quiere que usted viva una vida larga y feliz en esta tierra. Esto es cierto para la persona que le dio a este ensayo también. La persona que le dio este ensayo se preocupa profundamente por usted y quiere que usted viva una vida larga y feliz. Ellos no pueden entender todo por lo que está pasando, pero usted podría considerar la posibilidad de confiar en ellos tanto como le sea posible.

Independientemente de las decisiones que tome acerca de estas cosas, tengo algunas sugerencias concretas que le pueden ayudar con su situación. Son maneras que usted puede buscar para salvarse espiritual y físicamente para que pueda estar en mejores condiciones para hacer los cambios positivos que usted quiera realizar. Aquí hay una lista de cosas a considerar hacer para usted y sus seres queridos:

Trate a su casa como un santuario para nutrirse y revitalizarse a usted mismo. Trate de crear tranquilidad y alegría en su casa.

Duerma lo suficiente.

Elija de la lista siguiente para encontrar maneras de cuidarse:

Comience el día haciendo algo que le guste por 20-30 minutos. Al almorzar, tome tiempo para descansar y recrearse. Ya sea cuando regrese a su casa de estar fuera todo el día, o alrededor de la hora de cenar, haga algo relajante para liberar el estrés del día. Incorpore el ejercicio a su vida diaria (por ejemplo: camine todos los días).

Coma alimentos que sean nutritivos y mejoren su energía y su estado de ánimo (por ejemplo: verduras de hojas verdes, almendras, pacanas, cacahuetes, otras nueces y jugo de naranja). Evite la negatividad, incluso las cosas que le molesten en la televisión, radio, prensa e Internet. Considere la posibilidad de vivir sin la televisión y otros medios de comunicación que le puedan molestar.

Ría todos los días Tome momentos de tranquilidad para buscar la paz interior Encuentre algo que lo motive cada fin de semana Haga algo especial por lo menos una vez al mes Celebre la vida siempre que sea posible (por ejemplo: cumpleaños, fiestas, aniversarios) Si usted hace trabajo mental, haga ejercicio físico como un pasatiempo Si usted hace trabajo físico, haga ejercicio mental como pasatiempo Tómese un descanso de centrarse en los eventos estresantes en su vida y el mundo exterior.

Su familia, amigos, vecinos, compañeros de trabajo, y otros en su vida tienen necesidades emocionales también, preste atención a sus estados de ánimo y sus vidas. Deles una palabra amable, un oído atento, un corazón compasivo. Le agradecerán por eso y usted aprenderá de ellos sobre la vida.

También hay cosas en las que puede enfocar su atención. Esto puede ayudar a darle la fuerza y la visión de las cosas buenas en el mundo.

Enfóquese en:

Belleza Natural Hacer caminatas en áreas naturales Tener fotos de arco iris, lagos y cascadas para decorar su casa

Los acontecimientos y personas positivos Recordar a personas y cosas que le inspiren y le hagan creer en la bondad Actuar con delicadeza, cuidado y paciencia hacia los demás Ver las buenas intenciones en las personas que le rodean

Tener una espiritualidad positiva Orar, meditar, y de otra manera hacer actividades que le hagan sentir más cerca de la Deidad

Tome un día a la vez Tenga paciencia con el desarrollo de los acontecimientos Trate de confiar y tener fe en el universo y la Deidad

Actuar con delicadeza hacia usted mismo y los demás Tratar de no hacerse daño a usted o a otros Nunca confiar en un mensaje que diga que usted deba hacerle daño a usted mismo o a los demás Recordar y reconocer a quienes lo aman, aunque no le entiendan Ser agradecido por todas las cosas buenas que tiene en su vida en este momento

Por último, compruebe su realidad para ver si otros están experimentando lo mismo que usted:

Pregunte a la gente si ven y oyen las cosas que usted ve y escucha Consulte con personas de confianza acerca de sus ideas y experiencias Pregunte a la gente lo que quieren para usted y trate de comunicar por qué cree lo que usted cree

Pídale a las personas que sean pacientes con usted mientras trata de explicar sus ideas Trate de comunicar sus grandes ideas de tal manera que otra gente pueda entender y recordar que no han experimentado lo mismo que usted Tenga en cuenta que muchas coincidencias y eventos pueden ser metáforas y símbolos, y por lo tanto, no son verdades literales Recuerde que la verdad suele ser personal, por lo que sus lecciones y puntos de vista no se pueden aplicar a todo el mundo, en cualquier parte. Sus puntos de vista de las metáforas en su búsqueda de la visión son suyos, y usted puede cumplirlos sin que se tengan que aplicar a todas las personas.

Al hacer estas cosas, usted ayudará a salvarse a sí mismo y su mundo. Con el tiempo usted será capaz de hacer muchas cosas para ayudar a los demás, siempre y cuando se trate usted mismo con amor y bondad ahora.

Recuerde: la Deidad le ama y quiere que usted viva una vida larga y feliz en esta tierra.

MILT GREEK

Después de hacerse programador de computadoras y después de haber desarrollado la esquizofrenia durante la universidad, Milt Greek ha hecho un extensivo voluntariado con individuos en sicosis y post sicosis. Dirigió un grupo de recuperación inicial para personas con esquizofrenia y ha conducido estudios de participación subjetiva y encuestas sobre sicosis. Empezó a hacer presentaciones sobre esquizofrenia y su recuperación a finales de los años noventa y ha dado pláticas a los profesionales en salud mental y en conferencias. Ha sido publicado en la Red para el Centro de Coordinación de Excelencia del Juzgado Criminal del Estado de Ohio. Aunque continúa su empleo como programador de computadoras, dedica extenso tiempo a compartir sus intuiciones y técnicas concretas para trabajar con la gente en sicosis y post-sicosis.

Made in the USA
Middletown, DE
11 November 2018